国家自然科学基金应急管理项目（项目批准号：71840012）

# 中国医疗服务
# 供给主体声誉机制研究

周小梅 ◎ 著

U0244607

中国财经出版传媒集团
经济科学出版社
Economic Science Press

图书在版编目（CIP）数据

中国医疗服务供给主体声誉机制研究／周小梅著.
—北京：经济科学出版社，2021.8
ISBN 978 - 7 - 5218 - 2773 - 6

Ⅰ.①中…　Ⅱ.①周…　Ⅲ.①医疗卫生服务 - 研究 -
中国　Ⅳ.①R199.2

中国版本图书馆 CIP 数据核字（2021）第 164452 号

责任编辑：凌　敏
责任校对：齐　杰
责任印制：张佳裕

中国医疗服务供给主体声誉机制研究
周小梅　著
经济科学出版社出版、发行　新华书店经销
社址：北京市海淀区阜成路甲 28 号　邮编：100142
教材分社电话：010 - 88191343　发行部电话：010 - 88191522
网址：www. esp. com. cn
电子邮箱：lingmin@ esp. com. cn
天猫网店：经济科学出版社旗舰店
网址：http：//jjkxcbs. tmall. com
北京密兴印刷有限公司印装
710 × 1000　16 开　12.5 印张　150000 字
2022 年 3 月第 1 版　2022 年 3 月第 1 次印刷
ISBN 978 - 7 - 5218 - 2773 - 6　定价：52.00 元
（图书出现印装问题，本社负责调换。电话：010 - 88191510）
（版权所有　侵权必究　打击盗版　举报热线：010 - 88191661
QQ：2242791300　营销中心电话：010 - 88191537
电子邮箱：dbts@ esp. com. cn）

# 前　　言

　　中国公立医疗机构体制改革和引入民营医疗机构是医改的重要内容。社会多元办医引入市场竞争是促进公立医疗服务体系供给效率提升的有效路径。随着医改的深入，自 2015 年起，中国民营医院数量已超出公立医院数量。医疗服务市场开放过程中，鉴于医疗服务市场较严重信息不对称以及患者就医频率偏低等问题，时有发生的医患纠纷成为舆论焦点，患者对医疗机构尤其是民营医疗机构的信任度下降。为此，政府进一步推进医疗服务供给侧改革，以期提高公众就医满意度，强化民营医疗机构与公立医疗机构多元供给竞争格局。在政府相关政策支持和鼓励下，中国医疗服务市场竞争格局逐步形成，在此背景下，医疗机构良好的声誉是市场中胜出的关键。分析中国医疗服务市场发现，除了医疗服务市场具有较严重信息不对称阻碍声誉机制发挥信号传递和激励约束作用外，同时还存在政府过度管制挤出市场声誉机制作用的发挥，即政府划定医疗机构等级、评定医生职称和规定医务人员事业编制等问题。在政府评级的声誉壁垒下，民营医疗机构发展受限。理论与实践证明，权责利清晰的民营医疗机构具有较强竞争意识，通过降低成本，提供优质的医疗服务，建立和维护良好声誉的激励较强。而权责利不对等的公立医疗机构则相对缺乏建立和维护声誉的动力。产权是声誉的基础，为充分发挥声誉机制的激励约束作用，必须完善产权制度，开放医疗服务市场，激励医疗机构（医生）通过提高医疗服务质量以建立和维护良好声誉。鉴于此，本书主要从激励约束医疗服务供给主体行为角度，研究医疗服务供给主体声誉机制的形成及优化。

本书基于交易成本及声誉机制理论，探讨声誉机制中的市场秩序与政府管制间的关系，并比较分析政府与第三方声誉评价的优劣；为更全面理解中国医疗服务供给主体声誉机制形成的制度背景，重点从管制体制、公立医疗机构产权、民间资本进入、医师执业模式以及医疗服务价格管制等方面分析医疗服务领域改革进展与存在的问题；回顾中国医生和医疗机构声誉机制演变历程，并探讨中国医疗机构和医生声誉评价模式的演进及其应用实践；从开放医疗服务领域角度，分析中国台湾地区、互联网医疗市场自发秩序下医疗服务市场声誉机制形成的机理，以及比较分析美国和日本等发达国家医疗服务声誉第三方评价模式，以期从中获得启示和经验；在相关理论、中国实践和经验借鉴分析的基础上，围绕激励约束医疗服务供给主体行为提出优化声誉机制的路径。本书研究结论对于促进中国医疗服务业高质量发展以及缓解公众看病难等问题具有重要实际意义。

本书创新点包括以下两方面：首先，研究政府放松管制过程中医疗服务供给主体声誉机制形成的内在机理，为政府明确医疗改革方向提供思路和依据。研究视角具有一定创新性。其次，基于中国医疗服务供给主体声誉机制演变历程，研究市场自发秩序形成声誉机制与政府管制主导声誉评价体系间的优劣，并研究政府如何设计医改政策以更好地发挥声誉机制激励约束医疗服务供给主体的功能。研究内容具有一定创新性。

本书是国家自然科学基金应急管理项目（项目批准号：71840012）的最终成果。在研究过程中，浙江工商大学李颖灏副教授、郑绍庆教授、陈利萍副教授、兰萍副教授、王锐副教授、姜波副教授等在研究思路、资料收集等方面都做了大量工作。本书的完成还要感谢浙江工商大学经济学院硕士研究生石大为、明小琼、刘建玲、缪亚军、田小丽、张莹、李思斯等同学，他们为本书进行了调查研究，获取了丰富的一手资料。感谢他们的辛勤付出。

　　本书的出版要特别感谢经济科学出版社的大力支持。诚然，书中若有不当之处，责任完全由我承担。另外，本书中吸取和引用了国内外许多专家学者的研究成果，借此机会对有关专家学者表示感谢。

　　由于本人水平所限，书中不当和疏漏之处在所难免，恳请专家、学者批评指正。

周小梅

2021 年 6 月于杭州

# 目　　录

# 第一章 导 论

## 第一节 研究背景和意义

医疗服务供求、信息传播等特征决定了医疗服务交易的复杂性。例如，需求弹性较小、患者就医频率低导致医疗服务相关信息传播慢，以及医疗服务供给主体信息优势让患者处于较被动地位等。鉴于此，世界各国政府对医疗服务业均实施较严格进入和价格管制等政策。然而，政府管制下的医疗服务业，由于缺乏竞争，信息传播和市场声誉机制受到抑制，最终导致医疗机构运营效率低，优质医疗服务供给不足，医疗费用上涨趋势不减等问题。进入 20 世纪 80 年代，发达国家基本建立了医疗保险和服务提供体系，但在促进竞争以及提高信息传播效率和引入市场声誉机制方面未进行实质性改革。医疗服务业低效率让政府面临很大财政压力，部分发达国家被迫实施放松管制政策，通过引入民间资本增加竞争以提升信息传播效率，借助市场声誉机制激励约束医疗服务供给主体。但从发达国家引入竞争效果来看，如果缺乏有效管制机制约束，声誉机制效果则会受到影响。因此，探索引入民间资本让市场声誉机制发挥作用及优化相应管制机制等问题，一直是各国医改面临的重要课题。

1985 年中国开始实施医改。当时面临主要问题是由于缺乏激励等原因公立医疗机构运行效率低下，医疗服务供给不足，医疗费用急剧增长，财政医疗支出面临巨大压力。医改在减轻财政负担及提升医疗服务业运营效率导向下进行，内容包括公立医院产权改革，允许民间资本进入促进竞争以提高医疗机构运行效率。经过改革，医疗服务供给不断扩大，竞争下医疗服务相关信息传播效率提升，医疗机构为患者提供更多服务选择，在市场声誉机制激励约束下，医疗技术水平和医疗机构效率均有不同程度提高。然而，医改也暴露出不可回避的问题。尽管政府卫生费用投入逐年上升，但财政支出占比却持续下降。为求生存与发展，在医疗服务价格被管制在低水平情况下，医疗机构通过过度检查及"以药养医"政策诱导的"大处方"等把医疗费用维持在较高水平。近 20 年，政府试图管制药价、药费占比和检查费等控制医疗费用，但"按下葫芦起了瓢"，如药费占比与检查费占比此消彼长。各种管制政策下"看病贵"问题未能得到有效解决。

国务院发展研究中心 2005 年关于《对中国医疗卫生体制改革的评价与建议》的研究报告认为，20 世纪 80 年代的"中国的医疗卫生体制改革基本上是不成功的"。自此，政府开始酝酿新医改方案，但意见存在分歧。有观点认为，既然市场化医改不成功，则应按"收支两条线"的方式由政府对医疗机构进行直接控制。而持不同观点认为"收支两条线"可能导致医疗服务体系回到计划经济体制。此后，政府出台多项医疗体制改革政策，包括推动公立医疗机构改革，建立分级诊疗制度，放开医师多点执业等。2009 年的《中共中央 国务院关于深化医药卫生体制改革的意见》中就提出了"稳步推动医务人员的合理流动，促进不同医疗机构之间人才的纵向和横向交流，研究探索注册医师多点执业"。2015 年，国务院办公厅印发《关于促进社会办医加快发展若干政策措施的通知》和《关于城市公立医院综合改革试点的指导意见》，政策明确鼓励社会资本进入医疗服务业及实施公立医院管办分开等体制改革。随着医改的深入，自 2015 年起，中国民营医院数量开始超过公立医院数量。医疗服务市场开放过程中，鉴于医疗服务市场较严重的信息不对称以及患者就医频率偏低等问题，时有发生的医患纠纷导致患者对医疗机构尤其是民营医疗机构的信任度下降。近年来，政府不断推出促进公立医疗机构改革，引入民间资本及管制体系改革等政策，但由于改革具体框架尚缺乏明确方向，在落实改革政策过程中曲折不断。尽管如此，在医疗服务业改革导向上政府仍明确了市场机制的重要作用。例如，在鼓励社会办医方面，2016 年 8 月，深圳出台的《深圳经济特区医疗条例》取消了医疗机构设置许可，变两次审批为一次性审批。2017 年 3 月，原国家卫计委发布《医师执业注册管理办法》，明确表示"其他执业机构进行备案，执业机构数量不受限制"，提出建立区域注册制度、电子注册制度和医师退出机制，且实行医师注册内容公开制度和查询制度。医生由"定点行医"向"自由执业"转变，这意味着私人诊所、医院集团等医疗服务组织将逐渐发展起来。政府进一步推进医疗服务供给侧改革，以期提高公众就医满意度，强化公立医疗机构与民营医疗机构多元供给竞争格局。2018 年 3 月，国务院机构改革方案提请十三届全国人大一次会议审议。该方案中提出，将组建国家医疗保障局，作为国务院直属机构，此次机构改革被广泛认为是中国医改的新机遇，医改的进程从未停止。2019 年 3 月，国家卫健委等十部委发布《2019 年深入落实进一步改善医疗服务行动计划重点工作方案》中提出，要提高患者满意度，把患者满意度纳入医院绩效考核指标；2019 年 6 月，在《关于印发促进社会办医持续健康规范发展意见的通知》中，鼓励社会资本进入医疗行业。在政府相关政策支持和鼓励下，中国医疗服务市场竞争格局逐步形成。在此背景下，医疗机构良好的声誉是市场胜出的关键。面对开放的医疗服务市场，建立和维护声誉则成为医疗机构提高竞争力的重要策略。理论与实践证明，权责利清晰的民营医疗机构具有较强竞争意识，通过降低成本，提供优质的医疗服务，建立和维护良好声誉的激励较强。而权责利不对等的公立医疗机构则相应缺乏建立和维护声誉的动力。产权是声誉的基础，为充分发挥声誉机制的激励约束作用，必须完善产权制度，激励医疗机构通过提高医疗服务质量以维护良好声誉。医改的重要内容之一是如何借助声誉机制激励约束医疗服务供给主体行为。

总体上，逐步放开准入和价格管制是中国医改基本方向。而除了政府在政策上鼓励公立医疗机构改制及民间资本进入医疗服务业外，近年互联网平台也成为新型医疗服务组织。互联网与医疗的融合成为未来医疗服务业发展方向，百度等互联网企业陆续进入互联网医疗领域。各地大中型医院也积极建立网络云医院或者微信医院，提供自助挂号、预约、缴费和健康咨询等服务，提高了传统医疗机构运行效率。《全国医疗卫生服务体系规划纲要（2015－2020）》提出"健康中国云服务计划"，强调要积极运用移动互联网、云计算、大数据、物联网等新技术推动全面健康信息服务和智慧医疗服务。而且开放医药电商、医师多点自由执业、远程医疗等改革为互联网医疗发展提供了政策支持。2014 年 12 月，北京市实施新版多点执业政策，取消院长书面同意的审批环节和执业地点数量限制，其他地方（如浙江等地）多点执业政策也陆续出台。多点执业政策的开放对医生加入互联网医疗平台起到关键作用。2015 年 7 月，国务院印发《关于积极推进"互联网＋"行动的指导意见》，在益民服务部分重点阐述了与互联网医疗相关的两个内容：一是在线医疗和智慧健康养老产业发展；二是正式从顶层设计的角度对互联网医疗建设谋篇布局。2016 年 8 月，习近平总书记在全国卫生与健康大会上提出了卫生健康领域的五大融合，其中包括健康与互联网的融合，再次重申了互联网医疗的重要性。在市场经济的引导和政府政策的支持下，互联网医疗得到快速发展，如"百度医生""好大夫在线""丁香医生""挂号网"等，这些在线医疗平台逐步被公众所接受。2018 年 4 月，国务院办公厅发布了《关于促进"互联网＋医疗健康"发展的意见》，为互联网医疗提供一定的政策支持。2018 年 6 月，李克强总理视察了"好大夫"在线银川智慧互联网医院的基地医院——银川市第一人民医院，对这家医院的"互联网＋医疗"给予充分肯定。"互联网＋医疗"改变了医生执业方式，为医生多点执业提供了契机。

伴随互联网信息技术的发展，信息传播模式有了新突破。互联网信息传播主体的平等性和广泛性使网民数量不断增长，信息传播更为广泛、迅速。信息传播渠道的开放性和虚拟化、信息传播内容的共享性和海量化使每个人都可共享信息内容，可快捷地使用互联网发布与接收信息。互联网平台上的信息传播使信息能够第一时间发布，且同步传播。另外，互联网平台也突破时间、空间的限制，使人们在更大范围内交流传播信息，拓宽了信息传播途径，并提高了信息传播效率，为声誉机制建立创造了良好的条件，在声誉机制的激励约束下促进医疗服务质量的提升。事实证明，互联网医疗的引入为打破传统医疗服务业垄断，提高医疗服务领域信息传播效率，建立医疗服务市场声誉机制提供了契机。而这一趋势必然推动政府放松医疗服务业管制。显然，民间资本进入医疗服务领域及互联网跨区域运营对重构声誉机制提出了新课题。

回顾中国医改历程，主要存在以下问题：一是中国处于经济体制转型期，各种制度不完善增加了医改的不确定性；二是影响医疗费用和质量水平的因素复杂，政府制定医改政策容易顾此失彼；三是医疗服务信息传播慢，市场声誉机制在短期内较难发挥作用促使政府强化管制，但政府过度管制导致医疗服务领域缺乏竞争，信息传播受阻，抑制了市场自发秩序形成的声誉机制有效配置医疗服务资源的功能。因此，亟须研究政府放松进入和价格管制后，在竞争环境下，如何通过提高医疗服务信息传播效率，借助市场自发秩序形成的声誉机制，实现在抑制医疗费用上涨趋势的同时提升医疗服务质量的目标，并需进一步探讨有助于发挥声誉机制功能的管制机制改革等问题。

尽管医疗服务业存在较严重信息不对称、信息传播慢等问题是政府管制的理由，但在市场竞争环境下，市场声誉机制能有效地激励约束医疗服务供给主体，降低医疗服务市场中行为主体的道德风险。本书在界定医疗服务供给主体及分析医疗服务市场交易基本特征的基础上，基于声誉理论和信息经济理论，比较市场声誉机制与政府管制机制间的关系，以及医疗服务供给主体声誉评价信息供给模式；通过探讨中国医改进展及存在的问题，了解医疗服务供给主体声誉机制形成的制度背景；从动态角度研究医改背景下中国医疗服务供给主体声誉机制演变历程，以及医疗服务供给主体声誉评价模式的演进与实践探索；分析中国台湾地区如何通过多元化医疗服务供给引入市场声誉机制，探讨互联网医疗市场自发秩序下医疗服务声誉信息供给，以及比较分析美国和日本医疗服务声誉第三方评价模式，以期从中获得启示和经验；在相关理论、中国实践和经验借鉴分析的基础上，围绕激励约束医疗服务供给主体行为提出优化声誉机制的路径选择。本书研究结论不仅可为政府实施医改政策提供理论支持和经验证据，而且可被医疗机构管理者借鉴。

## 第二节　文献综述

面对医患间较严重的信息不对称问题，医疗服务业改革的关键在于如何降低市场上的信息传播成本以激励约束医疗服务供给主体行为。在回顾声誉理论和信息经济理论的基础上，本书围绕不同制度安排下医疗服务供给主体声誉机制形成问题梳理相关文献。

### 一、声誉机制基本理论研究

#### （一）声誉的含义及隐性激励机制

声誉是指某个组织或个人在他人认知中的印象、声望。对企业而言，声誉是其在长期生产经营活动中积累起来的声望和名誉，是公众通过对其经营能力、创造能力、社会责任和未来发展能力的认识而得出的总体评价。对个体而言，声誉是其在经济活动中的行为使得其他经济主体对其行为产生的预期。声誉机制则通过经济主体的声誉发挥作用。通常来说，企业（个人）的良好声誉能够使其在长期中获利。因此，企业（个人）具有建立并维持良好声誉形象的动力。

学界围绕声誉机制如何激励约束经济活动主体行为展开研究。法玛（Fama，1980）提出声誉激励的思想，认为在竞争性代理人市场上，代理人市场价值取决于市场期望，而这种市场期望由观测到的过去业绩水平决定。在声誉激励下，代理人会自觉地付出努力，改进代理人市场上的声誉评价,以提高长期收益。丰布伦(Fombrun,1996)认为企业声誉是企业过去行为和未来发展对企业所有利益相关者的整体吸引力,通过信息传播,进而逐渐形成能提高企业竞争力的重要无形资产。塔德利斯(Tadelis,1999)借助逆向选择模型证明,企业名称作为其声誉的载体,是一项可交易的无形资产。当顾客对企业声誉和形象感知都非常有利时,顾客忠诚度呈上升趋势(Nguyen and Leblanc,2001)。结合契约和委托代理理论,霍姆斯特罗姆(Holmstrom,1999)建立声誉模型,进一步证明声誉隐性激励机制的存在,维护声誉可使代理人获得长期利益。

（二）产权清晰是建立声誉机制的基础

声誉无形资产属性决定了清晰的产权是声誉机制发挥作用的基础,因此,产权界定不清会导致经济主体缺乏建立维护声誉的动力。张维迎(2001)强调产权是社会道德的基础,也是声誉的基础。张莉(2005)认为有多种因素影响企业建立声誉机制,如政府管制、法规、市场结构及信息传播效率等,其中最重要、最根本的因素是产权制度。部分学者研究不同产权性质医院服务质量和满意度方面的差异,而这两者与医疗机构声誉密切相关。比约瓦滕(Bjorvatn,2018)应用不同模型研究医疗服务质量得出结论,与公立医疗机构相比,患者更满意私立医疗机构服务质量。国内学者大多从满意度方面展开研究,张佳琳等(2004)以及肖俊辉等(2013)通过对公立与民营医疗机构服务质量满意度比较分析得出结论,患者对民营医疗机构的满意度高于公立医疗机构。患者满意度高低直接决定医疗机构声誉好坏,产权清晰的民营医疗机构更有激励建立维护良好声誉。

二、信息经济理论在医疗服务领域应用的研究

由于医疗服务领域较严重信息不对称和不确定性导致交易的复

杂性，大量文献基于信息经济理论研究医疗服务业治理模式。

与一般产品或服务不同，医疗服务是由医疗机构及从业人员（医生等）提供具有高度专业性和异质性的服务。纳尔逊（Nelson，1970）根据消费者在购买前后拥有信息不同将产品和服务分为搜寻品、经验品和信用品①。在医疗服务市场中，对患者而言，医院等级、规模等属于搜寻品（就医前就了解），医生服务态度等属于经验品（就医后才了解），而诊疗方案等属于信用品（就医后也很难了解）。由于医疗服务供给有较强专业性，医疗服务存在较严重信息不对称，即部分医疗服务信息表现为信用品属性。这一特征也使得信息经济理论广泛运用于医疗服务领域的研究。医疗服务市场与其他市场间的差异在于医疗服务的不确定性，以及医疗服务供给主体与消费者、供给主体与保险公司（政府）间普遍的信息不对称等问题。国内学者也认识到医疗服务市场上存在广泛信息不对称，冯邦彦和李建国（2007）对医疗服务领域中信息不对称进行细分，即主要是医疗机构与政府部门、医生与患者、医生与医院以及医保机构与医疗其他相关者间存在信息不对称。

由于供求双方是医疗服务交易的核心环节，部分学者就医院、医生与患者间的信息不对称以及由此产生的道德风险问题展开研究。医患间信息不对称主要是作为代理人的医生拥有绝对多的医疗专业技术信息，而作为委托人的患者往往对医疗信息极其匮乏。医疗服务领域信息不对称产生的道德风险主要表现在：一方面是在公费医疗

---

① 一是消费者在购买前就能了解到的产品和服务质量信息，把具有这类质量信息特征的产品和服务称为搜寻品；二是消费者在消费之后才能了解到的产品和服务质量信息，把具有这类质量信息特征的产品和服务称为经验品；三是消费者在消费后也无法了解的关于产品和服务质量的部分信息，把具有这类质量信息特征的产品和服务称为信用品。

制度下，患者存在过度医疗需求；另一方面是医生和医院为提高收入，利用信息优势向患者提供不必要的诊疗服务，如开大处方、大检查和延长住院时间等（吕国营，2004）。根据卢洪友等（2011）的测算，医患双方凭借各自掌握信息程度议价最终形成的交易价格高出相对公正基准价格 26%。另外，由于缺乏真实医疗信息且搜寻信息成本高，患者可能直接去相对规范的大医院，而不选择最便利、最有效且节省成本的小医院，这导致医疗资源配置低效率（范超和沈丹平，2015）。

学界对医疗服务交易中存在信息不对称和不确定性基本达成共识。因此，医疗服务业改革的关键在于如何降低医疗服务市场上的信息成本。降低信息成本，一是在市场竞争环境下医疗服务需求方传播信息，借助市场声誉机制激励与约束医疗服务供给行为；二是通过政府管制机构获取信息以控制医疗服务供给方的道德风险。也就是说，以完善的产权制度为基础，声誉机制还需要有效的市场竞争和政府管制环境。市场竞争和政府管制是维持经济秩序的两种基本手段，两者间存在互补和替代关系，必要的管制为声誉发挥作用提供基础，但同时声誉的作用会随管制力度的加强而削弱（杨居正等，2008）。

## 三、市场声誉机制激励与约束医疗服务供给主体研究

### （一）市场声誉激励机制及其对产品和服务质量的影响

部分学者采用信息经济理论研究市场声誉机制与产品服务质量间的关系。阿克洛夫（Akerlof，1970）对劣质产品市场问题的经典分析证明，建立品牌声誉为消费者提供质量担保可解决信息不对称，克服"次品"问题。部分学者研究认为，市场声誉机制可调节产品质量，产品售价反映其质量，消费者更愿意购买声誉良好企业的产

品，企业声誉是产品质量隐性特征，企业声誉越好，买者对其产品质量认可度越强。因此，市场声誉是一种隐性契约，具有资产属性，且有信号显示效应和溢价效应，产品市场存在信息不对称时，良好声誉能使产品溢价，而溢价又促使经济主体长期维护良好声誉，声誉机制作用下不需政府对产品质量进行干预（Davies et al. ，2004）。就信用品属性产品质量而言，消费者根据卖方声誉判断产品质量，而消费者重复购买可提升企业声誉，提供足够产品和服务质量信息，声誉机制在信用品市场起作用，关键是如何建立可靠的声誉机制（Goldsmith，2001）。克莱（Clay，1997）提出可设立中介组织（如商会、行业协会等）维系声誉传递，促进交易进行。

国内学者中，张维迎（2002）指出重复博弈、市场主体机会主义行为能被及时发现且受到足够惩罚，以及经济主体要有足够耐心和长远预期是市场声誉起作用的条件。而声誉惩罚机制的启动需要跨越信息鸿沟，促进质量信息流动，解决信息不对称、不完备问题（吴元元，2012）。张耀辉（2006）认为市场声誉提升产品和服务质量的内在机制在于消费者重复购买给企业带来额外利润即质量酬金，声誉是质量酬金的一部分，声誉机制越发达，越抑制低质量。值得注意的是，竞争市场下的价格包含质量信息，购买时消费者通过品牌声誉对产品质量进行鉴别从而做出消费选择（周燕，2016）。通过与法律和管制等机制进行比较，杨居正等（2008）强调声誉机制是一种作用范围广泛且成本更低的机制。中国缺乏高声誉品牌的原因在于市场机制不完善和市场竞争不充分。蔡洪滨等（2006）则从动态角度考察重复博弈均衡，发现低信任与低质量相互作用使得中国企业信誉陷入低效率陷阱，但长期看，中国市场经济会经历从低效率均衡向高效率均衡演变，但演变时间长短与初始信念、信息清晰度、信誉溢价、提升产品质量的相对成本及政府改革力度有关。

就医疗服务市场而言，布卢门撒尔和迈耶（Blumenthal and Meyer，1996）认为医疗服务市场价格竞争压低了医疗机构利润率，但良好声誉具有溢价作用。利用静态博弈分析，李文中（2008）提出没有政府管制的医疗服务市场，声誉机制可发挥作用，医疗服务市场竞争越充分，医方道德风险越小。勒克斯福德等（Luxford et al.，2011）研究以患者为中心的医疗服务质量竞争对声誉的影响，发现两者具有正相关关系，其中组织管理和护理流程是影响医疗机构声誉的关键因素。古塔克（Gutacker，2016）强调缺乏竞争会导致医院没有动力去提高质量、维护声誉。鼓励社会多元办医，形成多元化竞争格局，有助于逐步削弱甚至打破公立医院垄断的医疗服务供给体系，刺激不同所有制医疗机构加强声誉建设（谭华伟等，2018）。

近年来，伴随网络交易市场的快速发展，部分学者开始研究网络交易平台市场声誉与产品和服务质量间的关系。声誉在很大程度上影响消费者对网络平台的信任（曾小春，2007），消费者愿意为信用度高、声誉好的商家支付较高价格，且进行多次交易，而卖家个人声誉可增加商品销量并获得声誉"溢价"（李维安等，2007）。在网络交易环境下，声誉通过口碑表现，而口碑即消费者在电子商务交易平台信用评价系统的反馈评分，信用评价系统汇集商家声誉、卖方商品售价及销量等方面数据，消费者查看评价以了解商家声誉（Dellarocas，2003）。为维护声誉，网络交易平台通过第三方支付、信用评价、商盟制度和消费者保障等建立信任机制（王小宁和李琪，2009）。特别是网络交易平台大数据使商品销售进入全渠道信息传播时代，网购是信息流转过程，消费者可浏览、搜索、分析及传播信息，消费者购物时尤其在意电商平台的可靠性及网络信息真实性，消费者感知风险程度决定其购买决策（朱光婷，2014）。网络平台信用评级决定信誉高低，从而决定市场优胜劣汰。政府管制部门可利用网络平台大数据形成的信用评级促进声誉激励约束机制的运行。因此，网络交易平台信任机制的私人秩序对效率低下的公共秩序有一定的替代作用（章向东，2014）。

市场声誉机制向消费者传播了关于产品和服务质量的信息，一方面引导需求主体的消费选择，另一方面激励约束供给主体行为。而部分学者则开始关注互联网大数据信息传播效率提升对发挥市场声誉机制功能的重要意义。

### （二）医疗服务市场竞争环境下的声誉激励机制

关于市场竞争环境下声誉机制是否有助于激励约束医疗服务供给行为方面存在争议。争议核心在于医疗服务市场与一般产品服务市场间的差异。理论及经验分析证实了这种分歧。理论的复杂性主要产生于医疗服务市场的不完备性（Arrow，1963）。面对医疗服务市场的不完备性，为降低医疗服务供给方道德风险，医疗服务市场由非营利性医院占主导地位（Gaynor and Haas-Wilson，1998）。"非营利性"向市场传播一种信息，即医院提供医疗服务不以营利为目的，以此获取患者信任。然而，关于哪种产权性质在经济上更有效率，研究结论存在冲突。部分研究发现营利性医院运营成本更低（Rundall and Lambert，1984），但也有研究结论认为营利性医院成本更高（Ettner，2001）。还有部分研究发现，非营利性和营利性医院成本没有差异（Sloan et al.，2001）。许多研究考察了医院产权对患者健康结果的影响。其中，部分研究发现营利性医院提供更低质量服务（Hartz et al.，1989），而更多研究却发现：在营利性和非营利性医院间，医疗服务质量没有差异（Budetti et al.，2002）。综合这些研究发现，"营利性"与"非营利性"向市场传播声誉信息对相应医院的激励约束作用存在争议。

自 20 世纪 80 年代开始实施改革开放政策，中国向医疗服务领域不断引入民营医疗机构。但伴随民营医疗机构发展，争论始终未停止。基于医疗服务市场的特殊性，部分学者认为，医疗服务市场的竞争未必能带来效率提高和成本降低，强调医疗服务应以非营利性公立医疗机构为主导运营模式。而部分学者认为，民营医疗机构参与市场竞争，市场声誉的激励和约束可提高医疗服务供给效率，降低服务成本，因此政府应制定政策鼓励民营医疗机构和公立医疗机构在相同环境下平等竞争。李文中（2008）提出，为控制医方道德风险，可通过引入市场竞争以及发挥声誉机制的激励和约束作用。而建立声誉机制的关键在于信息有效传播，应由政府相关部门建立专门医疗服务信息平台，搜集并处理各家医院医疗服务价格和质量信息，并向社会公众公布（孙洛平，2008）。鉴于此，应加快转变政府职能，建立第三方医疗质量评估中介，对医疗机构进行声誉评价，为公众选择医疗机构就医提供参考。而医疗服务需求的不确定性导致缺少重复消费以淘汰不合格医院或医生，促使医疗机构行为趋于短期化而不是着眼于长期声誉的维护（周小梅，2009）。事实上，私立医疗机构一旦建立起声誉机制，能够逐渐获得市场认可（王箐和魏建，2012）。在中国医院声誉社会评价缺失情况下，高山和石建伟（2011）提出建立以患者参与为基础的"自下而上"声誉评价体系，除了对以医疗服务为核心的医疗技术评价外，还对医院内部管理、外部承担的社会责任以及未来发展创新等进行综合评价，以期评价反馈最终回归于为患者就医提供客观有效的信息。

近年来，随着移动互联网技术发展，部分学者对互联网与传统医疗服务业的结合展开研究。研究发现，搜索引擎是最主要的互联网健康信息获取工具，"互联网＋医疗"正通过变革就诊流程、医院协同模式、健康管理方式、药品服务形式等重构医疗服务业的生态，但公众对来自网络的医疗信息不能进行有效鉴定，依赖程度相对较低（孔维琛，2015）。张浩辰（2016）指出，基于互联网技术的智慧医疗体系将通过两个机制解决现行医疗模式缺陷：一是通过引入网络声誉评价体系，最大限度地降低医患间信息不对称；二是推动医疗服务信息资源共享共用，优化医疗资源配置。基于三家医疗机构实地调研，王安其和郑雪倩（2016）发现移动互联网技术运用于医疗服务已基本成熟，能够显著降低医疗成本，提升医疗服务效率，促进医疗资源合理配置。

现有研究成果证明，市场声誉机制在一般产品和服务市场上对引导资源有效配置起到很好的激励约束作用。尽管医疗服务信息不完备和不确定性问题较为突出，但长期看，通过向医疗服务领域引入民营医疗机构，促进竞争，可有效提高信息传播效率，让市场声誉机制在激励约束医疗服务供给主体行为方面发挥应有的功能。值得关注的是，互联网医疗的出现和发展，提高了医疗服务信息传播效率，降低了就医者获取信息的成本，这有助于市场声誉机制在医疗服务领域发挥作用。尽管目前国内外学者对于市场声誉机制在引导医疗服务资源配置方面的研究成果颇丰，但全面系统研究放松管制等医改政策推进过程中，如何通过促进医疗服务领域的竞争提高信息传播效率，并借此发挥市场声誉机制在配置医疗服务资源方面作用的研究尚显欠缺。

## 四、医疗服务政府管制、放松管制与市场声誉间关系研究

多数学者认同政府管制是为克服医疗服务市场中的不完备性，

但对于政府管制内容也存在争议。对管制机制设计问题上，库马拉纳耶克（Kumaranayake，1997）认为管制制度不完善会导致管制失灵。因此，管制制度的设计和管制能力提升是关键，且这种政府干预将随着不同制度以及管制能力的变化而调整。贾斯汀华林等（Justin Waring et al.，2010）以英国医疗服务管制体系为研究对象，分析英国在对医疗服务业进行市场化和公共管理改革过程中，行业自律管制不断削弱，而政府管制得到强化。改变了控制和引导医生行为及绩效的机制，同时也重构了医疗行业、政府、公众和患者间的关系。发达国家医改实践说明，在通过市场声誉激励和约束医疗服务供给主体行为的同时，实施相应管制约束，对医疗服务业有序发展产生一定引导作用。然而，由于管制在不同程度上会限制医院发展，且管制过程本身也会发生相应交易成本。管制导致医疗服务出现短缺。因此，对医院进行管制的方法在许多国家已开始遭到质疑，出现了从管制约束方法转向以市场激励为基础的改革。在美国，20 世纪 90 年代后期，医疗服务业管制效果不断减弱，最终导致放松管制。根据艾伦和格特勒（Allen and Gertler，1991）的研究结论，多年管制实践说明，在医院生产能力和医疗服务费率管制背后存在着使医院成本快速膨胀的驱动力。费率管制对医疗服务支出没有很大影响。在 20 世纪 80年代初期实施管制后，医院成本膨胀与通货膨胀间的缺口没有太大变化。这是因为，医疗服务业管制存在着与其他被管制产业一样的激励问题。为此，美国开始向医疗服务市场引入竞争以加强医院的成本意识。竞争性进入迫使低效率医院改变运营模式、出售或关闭。鉴于政府管制失灵，不少发达国家政府在医疗服务领域开始实施放松管制政策。

面对医疗费用和服务质量控制等问题，中国部分学者就管制内容和手段等展开研究。鉴于医疗服务支付体系的特殊性，谢子远等（2005）通过分析医疗服务产品的异质性、不可逆转性及服务过程中严重信息不对称，认为医疗服务市场需引入"第三方购买"以解决信息不对称问题。而李永强和朱宏（2014）指出信息不对称下个体消费者处于弱势，政府对医疗卫生服务和药品价格管制有其必要性。为避免管制失灵，刘颖和杨健（2016）从管制合法性和民主性角度提出政府管制机构必须与医疗机构实现"管办分离"，才能保证管制机构及其从业人员保持独立性，防止"管制俘获"。而基于医疗服务领域各方利益主体间的关系主要借助契约进行约束，费太安（2013）以不完全契约理论作为分析框架，提出针对契约不完全程度分领域分层次划分政府与市场的边界。

　　观察管制政策实施效果发现，尽管政府对医疗服务业实施管制是为矫正市场失灵，但多年来"看病难、看病贵"等医疗领域的突出问题让部分学者开始反思政府管制必要性和科学性，提出医疗服务业应实施放松管制政策。

　　研究发现，市场声誉和管制都是维持市场经济秩序的基本手段，两者间存在交互作用。但过多管制会"挤出"市场声誉发挥作用的空间，甚至会影响声誉体系的建立和发展（杨居正等，2008）。李鹏飞等（2006）的分析表明，当存在医疗服务价格管制时，如果管制机构无法完全约束医生收取其他相关费用，则必定会导致"以药养医"等规避价格管制行为。因此，"以药养医"体制改革需同时放松对医疗服务价格管制。在政府管制对声誉机制的直接作用方面，潘常刚和吕国营（2009）强调政府对医疗领域等级划分、职称评定，价格机制过度干预会造成市场声誉机制的挤出，同时也进一步强化了医生的道德风险，提出应深化医改以恢复被扭曲的医疗供方市场声誉机制。从政府与市场关系角度，龚秀全（2010）提出医疗服务领域中只有政府与市场合作协调，才能在发挥市场配置资源效率的基础上尽可能减少市场失灵和政府失灵，但促进政府与市场合作协调需要相应的机制保障。朱恒鹏（2010）强调中国要走出"看病贵"困境，应实施放松管制政策，取消价格管制、消除公立医疗机构垄断以实现医疗服务市场的充分竞争。王箐和魏建（2012）表示应充分发挥市场竞争机制的作用，形成有序的竞争机制，同时也要加大对医院管制力度，建立优胜劣汰机制，促进医院建立并维护良好声誉。薛大东（2015）认为政府主导的医疗服务供给体制中，医疗机构声誉来自政府行政授予而非市场自发形成，这不仅阻碍声誉机制发挥激励约束作用，还造成医疗市场声誉机制的缺失。就政府各种控制医疗费用失效的事实，姚宇（2014）认为根本原因在于医疗服务提供方和费用支付方都没有控费的动力和压力，应构建以患者为主体的有效控费机制，在向医疗服务领域引入竞争情况下，政府相关部门不再对医院控制医疗费用水平提出无效要求。

近年来，互联网医疗发展成为政府管制"真空"地带。互联网医疗一方面反映新技术突破政府进入管制壁垒，为医疗服务供求方创造市场机会；另一方面互联网医疗对政府管制提出挑战，为维护平台声誉尚需行业自律管制和政府干预的协同作用（Bruce Merlin Fried et al.，2000）。互联网对医疗质量信息传播具有积极作用，互联网提供了低成本、标准化平台，打破了收集有用质量信息并向患者及相关群体传播的壁垒。但医疗服务质量信息的复杂性及互联网突破地域限制，对医疗服务质量管制提出新的挑战。目前互联网医疗管制机制尚未建立，患者面临一定风险（赵大仁等，2016）。

部分研究表明，中国医疗服务业仍存在政府过度干预，医疗服务供给垄断性限制了患者选择；医疗服务价格管制抑制了供给方追求长期收益的动力；"管办不分"的政府管制机制阻碍信息高效传播，抑制了市场声誉机制的激励和约束功能。中国医改实践表明，直接经济管制未从根本上改变医疗服务供给方激励机制。这一方面导致管制低效率，另一方面也挤出了市场声誉机制。因此，研究如何通过放松管制，优化中国现有医疗服务管制机制，在提高管制效率的同时，更好地发挥市场声誉机制对医疗服务供给主体的激励和约束作用显得尤为重要。

### 五、声誉机制对医生执业行为的激励作用研究

#### (一) 声誉机制对医生执业行为的影响

在医生声誉机制研究中，刘永军和焦红梅（2014）认为医生应该在公立医疗机构外建立个体声誉，便于中国医疗服务市场中患者就医选择。面对医患间存在严重谈判权不对称问题，唐要家和王广凤（2008）强调政府管制并不能从根本上改变这种谈判权不对称分布带来的医生机会主义行为，医患合约设计的核心应当是形成有效的医生声誉激励机制，应该以医生声誉激励机制为核心建立相关制度体系。基于北京市医生与患者的调查数据，张琪和王秀峰（2009）建议通过建立医生声誉机制与有效的第三方激励与约束机制来影响医生的诊疗行为。利用克雷普斯等（Kreps et al.，1982）创建的 KMRW 声誉模型，于微微和徐斌（2017）在分析不完全信息条件下的有限重复博弈中发现，声誉信息传播可有效缓解医生对医保患者采取过度医疗的道德风险行为。从信息传播角度，刘宸和周向红（2017）强调互联网时代让医疗服务信息呈现溢出态势，将"信息"纳入医疗卫生需求研究分支。

## （二）互联网平台上声誉机制对医生行为的激励约束作用

与线下交易相比，线上交易的环境发生改变，时间与空间的分离在一定程度上加剧了交易双方信息不对称的问题，导致较为严重的道德风险与逆向选择问题。声誉机制具有信号作用，通过发送声誉信号为消费者决策提供有用信息，降低信息不对称程度，缓解道德风险和逆向选择问题。部分学者研究电子商务、在线拍卖等领域的在线声誉，认为用户行为内容和在线声誉反馈对这些领域具有积极作用，并通过对淘宝网的数据分析发现，卖家信誉对商品销售量有显著影响，卖家声誉对销售量具有非线性的正面影响，卖家所在的商业联盟的集体声誉也对销售量产生显著影响（李维安等，2007）。

针对互联网医疗平台上的医生声誉机制，戈登等（Gordon et al.，2011）认为患者可通过在线平台上的他人的评价信息间接了解医生服务质量，对于缓解医患间信息不对称起重要作用，且提出医院声誉能够加强医生声誉信号发送的强度。乔桑（Josang，2008）提出在线声誉机制有利于患者面临医生时的选择决策，并且对医生起到监督作用，能提高医疗服务质量。

## 六、医疗服务供给主体声誉评价信息供给研究

国内外学者围绕声誉及其信息传播展开研究。根据声誉理论，声誉是指组织或个人在他人认知中的印象、声望。鉴于此，医疗机构声誉则是指患者、政府、医务工作人员等利益相关主体在对医疗机构的直接经验和间接感知到的信息基础上，对医疗机构长期经营活动做出评价进而得到的主观判断，是利益相关者基于各自预期做出的综合评价，反映医疗机构综合能力。而声誉信息的交流可在特定商业交易中拓宽交易范围、降低搜寻成本和减少逆向选择。克雷普斯和威尔

逊（Kreps and Wilson，1982）提出声誉信息广泛传播在提高市场运作效率方面的重要作用。通过在经济活动中各利益相关者间的交换和传播，声誉信息逐步形成声誉信息流、声誉信息系统及声誉信息网络，成为信息显示机制，这种声誉信息传播通过增加交易信息透明度降低交易成本。声誉信息交流渠道分为两种：一是由企业行为自发产生的；二是由正式信誉评级机构或行业协会等第三方组织协调产生的。前一种渠道中形成的声誉信息往往是短期的，而后一种渠道中形成的声誉信息则通过正式报告形式来表现，较为长效且具有较高可信度（Pyle，2003）。基于不同研究框架，学界对第三方评价概念界定主要有两种：陆明远（2008）把中介机构、社会组织、媒体和公民个人等组织都纳入第三方范围；包国宪等（2010）则将第三方评价界定为由既非政府也非行业主管部门组织进行的评价。马亮（2018）认为第三方评价有助于提供专业、独立的绩效信息，提高参评单位的学习和创新能力，且可激励参评单位提高服务质量和效率。实践中，中国第三方评价的独立性和权威性间存在矛盾，一方面第三方评价机构无法仅凭其专业性在市场上建立权威声誉，另一方面政府支持和推动不可避免影响其独立性（徐双敏和陈尉，2013）。由于大部分第三方评价过程和结果没有实现公开化，因此无法形成舆论压力，也降低了评价结果的影响力（邓亚当，2016）。程燕林（2017）强调要对评价机构、人员及评价程序进行必要控制，实现评价主体和程序两方面的独立。从完善法律法规角度，杨寅和罗文廷（2008）建议对第三方评价的市场需求、行业准入、发展空间、信息获取和结果运用等方面进行规范。为确保医疗机构声誉评价信息供给的有效性，应优化第三方评价的职业构成和参评方式，通过建立专门的第三方评价专项财政体系形成稳定的第三方评价机制，完善政府购买第三方评价服务的制度保障体系（徐双敏，2011）。

目前国内学者对医疗机构声誉评价的研究主要集中在对公立医院综合绩效评价、患者满意度评价及评价指标体系的建立等方面。鉴于医疗机构和医生声誉评价信息具有共用品属性，多数学者重点研究政府主导医院等级评审制度，相对缺乏针对医疗机构和医生声誉评价信息供给模式演进的动态分析。

## 七、研究评述

尽管国内外大量成果围绕医改及医疗服务市场声誉和政府管制机制展开研究，但仍存在值得进一步探讨的领域。

其一，国外学者主要从医疗机构产权性质、市场竞争及政府管制机制的激励作用等角度研究医改问题。从研究结论看，医疗服务市场交易的复杂性导致部分研究结论存在分歧。这反映医改研究具有一定挑战性。国内学者就医改政策也不乏各种争议，焦点主要集中在：医疗服务业是否适合引入民营医疗机构？医疗服务业引入竞争是否有助于控制医疗费用及改善服务质量？政府是否需要对医疗服务业实施管制？如果政府管制机制是维护医疗服务供给主体声誉不可或缺的制度安排，如何优化政府管制机制？等等。这些研究成果为中国医改方向提供了很好的思路。发达国家医改经验值得借鉴，但对转型期中国医疗服务业而言，有其特殊的制度和政策背景。因此，研究中国医改政策取向可为深化医改提供参考。

其二，声誉机制功能发挥需要相关信息的有效传播，且声誉机制在一般产品和服务市场中对供给主体产生较强的激励约束作用。鉴于医疗服务交易过程中的信息不对称和不确定等特征，较多成果认同政府对医疗服务业实施管制可弥补市场失灵。然而，国内外医改实践证明，医疗服务管制一定程度降低了相关信息传播效率，抑制了市场声誉机制本应发挥的功能，且受资源及政府执政能力约束导致管制效率低下。鉴于此，研究放松管制下声誉机制对医疗服务供给主体的激励约束尤为重要。国外不少学者对市场声誉机制的激励约束功能有较深入研究，尤其是发达国家市场经济发展历史较长，在较成熟市场环境下，供给主体较注重良好声誉的建立和维护。但就医疗服务市场自发秩序形成声誉机制与政府管制机制间互补和替代关系的研究尚较少。从国内研究现状看，较多成果研究引入了市场竞争对医疗服务业效率和质量提升的作用，但就医改背景下政府放松管制对医疗服务信息传播效率的影响，以及信息传播如何促进市场声誉机制功能的发挥，继而激励约束医疗服务供给主体，目前尚缺乏系统研究。

其三，国内外学者已开始关注互联网医疗发展趋势，并提出这种跨区域医疗服务提供方式一方面改变了医疗服务组织形式，另一方面可能给政府管制带来新课题。结合互联网医疗信息传播对声誉机制功能发挥的作用，研究互联网医疗声誉机制形成机理以及相应管制机制改革是有待开拓的研究领域。

其四，目前学术界对医疗机构声誉评价的研究主要集中在对公立医院的综合绩效评价、患者满意度评价以及相关评价指标体系的建立，部分文献通过对医院绩效考核现状进行分析，结合实际经营状况分析现有绩效考核存在的问题，建立健全指标评价体系并提出完善措施。另外，医疗机构声誉评价信息具有共用品属性，部分学者重点研究政府主导医院等级和医生职称评审制度，相对缺乏针对中国国医疗服务供给主体声誉评价信息供给模式演进的动态分析。

关于声誉机制的研究，国内外已有很多学者从不同角度对声誉机制的形成、作用，以及声誉机制与产权、竞争等方面展开研究，但尚缺乏从产权、市场和管制以及声誉信息评价供给模式等角度，系统研究医改背景下中国医疗服务供给主体声誉机制形成、演化及其优化问题。鉴于此，基于声誉理论和信息经济理论，本书从产权角度研究中国医疗服务供给主体声誉机制问题，建议改革产权制度，鼓励社会多元办医，改善声誉传播机制，鼓励发展第三方机构提供医疗服务供给主体声誉评价信息，构建公平竞争的环境，以此激励医疗服务供给主体积极建立和维护声誉，让市场声誉机制充分发挥作用，提高中国医疗服务供给效率，形成良好的医疗服务市场秩序。

## 第三节　研究思路、主要内容和主要创新

### 一、研究思路

本书基于声誉理论、信息经济理论和制度经济理论等，根据医疗服务市场交易特征，比较市场声誉机制与政府管制机制间的互补与替代性，研究医疗服务供给主体声誉评价信息供给对医患双方的影响机制，分析政府主导医疗服务供给主体声誉评价的局限性，以及第三方评价机构发展的必然性；探讨中国医改进展及存在的问题，为医疗服务供给主体声誉机制形成机理和演化研究提供制度环境背景；基于产权视角研究医疗机构产权性质对声誉机制的影响机理，回顾中国医疗服务供给主体声誉机制演变历程，包括改革开放前"管办不分"的医疗体制、改革开放后政府主导下的医疗服务供给主体声誉评价制度；研究中国医疗服务供给主体声誉评价模式与实践探索；分析中国台湾地区如何通过多元化医疗服务供给引入市场声誉机制，探讨互联网医疗平台自发秩序下声誉机制形成机理，以及美国和日本医疗服务声誉第三方评价模式，以期从中获得启示和经验。在声誉

机制形成理论、中国实践和经验借鉴分析的基础上，本书围绕激励约束医疗服务供给主体行为提出优化声誉机制的路径选择。

## 二、主要内容

本书主要内容包括七章。

第一章，导论。在医疗服务市场逐步开放的过程中，研究医疗服务供给主体声誉机制的形成和优化具有重要的现实意义和理论价值。本章在阐述本书研究意义的基础上，梳理关于声誉机制和信息经济理论，以及医疗服务供给主体声誉相关理论，对现有文献进行评述，并进一步阐述本书研究思路、研究内容和创新之处。

第二章，医疗服务供给主体声誉机制形成的理论基础。医疗服务市场信息传播特征决定医患间较高的交易成本，而声誉机制在一定程度上降低了交易成本。本章在界定医疗服务供给主体及分析医疗服务市场交易特征的基础上，以交易成本和声誉机制理论为依据，研究市场声誉机制存在的原因，并探讨医疗服务供给主体声誉机制形成机理，声誉机制中的市场机制与政府管制间的关系，研究医疗服务供给主体声誉评价信息供给对医患双方的影响机制，分析政府主导医疗服务供给主体声誉评价的局限性与第三方评价机构发展的必然性，为本书研究提供基本理论支撑。

第三章，中国医疗服务供给主体声誉机制形成的制度背景。在政府医改政策推动下，中国医改在曲折中前进。本章从管制体制、公立医疗机构改革、民间资本进入、医师执业模式以及医疗服务价格管制等方面分析中国医疗服务业改革进展，并对目前医改存在的问题进行深入的剖析。医改历程回顾和问题分析为医疗服务供给主体声誉机制形成机理和演化研究提供制度环境背景。

　　第四章，中国医疗服务供给主体声誉机制演变历程。本章基于产权视角研究医疗机构产权性质对声誉机制的影响机理，并回顾中国医疗服务供给主体声誉机制演变历程，包括改革开放前"管办不分"的医疗体制、改革开放后政府主导下的医疗服务供给主体声誉评价制度，以及互联网医疗发展及其维护声誉的制度创新。对医疗服务市场声誉与管制机制演变的分析有助于从动态角度界定市场与管制的边界。

　　第五章，中国医疗服务供给主体声誉评价模式演进与实践探索。基于医疗服务供给主体声誉评价基本理论，本章主要从动态角度研究医改背景下中国医疗服务供给主体声誉评价模式的演进，以及医疗机构和医生声誉评价模式的实践探索。

　　第六章，医疗服务供给主体声誉形成机制：启示与经验借鉴。本章主要分析中国台湾地区如何通过多元化医疗服务供给引入市场声誉机制，探讨互联网医疗市场自发秩序下医疗服务声誉信息供给，研究美国和日本医疗服务声誉第三方评价模式，以期从中获得启示和经验。

　　第七章，优化医疗服务供给主体声誉机制的路径选择。为促进医疗服务市场竞争，提高信息传播效率，围绕激励约束医疗服务供给主体行为，本书主要从放松医疗服务市场管制以及完善医疗服务供给主体声誉信息披露和评价机制等方面，提出优化声誉机制的路径选择。

## 三、本书创新之处

　　本书的创新包括以下两方面。

　　第一，研究视角的创新性。医疗服务业改革的关键是权衡市场机制与政府管制机制的利弊，设计有助于激励约束医疗服务供给主体行为的声誉机制。目前中国从事医疗服务业改革政策研究的学者，更多侧重于医改政策对医疗费用的影响，或医改政策对医疗服务质量的影响，较少从声誉机制演化角度研究医改政策实施效果。本书分析传统医疗服务供给主体声誉评价的政府垄断性，探讨政府放松管制背景下声誉机制演化规律，并选择互联网医疗为研究对象，研究医疗服务领域中市场自发秩序形成声誉机制与政府管制主导声誉评价体系间的互补和替代性。本书研究政府放松管制过程中医疗服务供给主体声誉机制形成的内在机理，为政府明确医疗改革方向提供思路和依据。

　　第二，研究内容的创新性。基于中国医疗服务供给主体声誉演变历程，本书研究市场自发秩序形成声誉机制与政府管制主导声誉评价体系间的优劣，并进一步研究政府如何设计医改政策以更好地发挥声誉机制激励约束医疗服务供给主体的功能。选择中国台湾地区、互联网医疗、美国和日本等作为典型案例，考察市场自发秩序下医疗服务市场声誉机制形成的内在逻辑。以案例为基础的研究结论更有说服力。

# 第二章 医疗服务供给主体声誉机制形成的理论基础

医疗服务市场信息传播特征决定医患间较高的交易成本，而声誉机制在一定程度上降低了交易成本。本章在界定医疗服务供给主体及分析医疗服务市场交易特征的基础上，基于交易成本最小化原则，研究医疗服务供给主体声誉机制形成的制度基础，分析比较医疗服务供给主体声誉机制市场秩序与政府管制间的关系，以及医疗服务供给主体声誉评价信息供给模式，为本书研究提供基本理论支撑。

## 第一节　医疗服务供给主体及市场交易特征

针对医疗服务供给主体的激励和约束问题的研究，最终目的是通过相关制度设计借助声誉机制引导医疗服务交易过程中的医疗机构和医生行为，使其行为有利于医疗服务质量的改善。关于医疗机构所有权以及市场机制与管制机制对医疗服务声誉机制的影响，学术界分歧始终存在。究其原因，显然与医疗服务市场复杂的交易特征存在十分密切的关系。与一般产品和服务相比，医疗服务市场从医疗服务属性、服务支付以及服务供给和竞争等方面都表现出比较复杂的交易特征。而与功能相对健全市场相比，医疗服务市场存在较严重的信息不完备性问题，以及医疗服务供给主体的垄断性与可竞争性和可度量性等特征。

## 一、医疗服务与医疗服务供给主体界定

### （一）医疗服务的内涵

由财政部颁发的《中华人民共和国营业税暂行条例实施细则》第二十六条规定："医疗服务是指对患者进行诊断、治疗、防疫、接生、计划生育方面的服务，以及与之相关的提供药品、医疗用具、病房住宿和伙食方面的业务。"《医院管理词典》将医疗服务定义为"医院或医疗技术人员向人群提供的一种健康服务"，并且将医疗服务进行广义和狭义的区分。狭义的医疗服务是指医疗服务机构及医务人员为患者提供的诊断、治疗及康复活动；广义的医疗服务则指专业技术人员运用医学技术和社会科学知识发展人类健康事业的过程，包括预防、康复、保健、咨询以及狭义的医疗服务。

根据医疗服务的目标人群、提供手段和服务目的，可将医疗服务的基本含义总结为：医疗机构及医务人员以患者和一定社会人群为主要服务对象，利用专业医学技术，向社会提供满足公众医疗保健需要并带来实际利益的医疗产出和非物质形态的服务。其中，医疗产出指医疗服务本身及其质量，体现了医疗服务的使用价值；非物质形态的服务是指医疗服务提供态度、承诺、医疗机构及医务人员的形象和公共声誉等，体现了医疗服务为患者带来精神上的附加价值。

### （二）医疗服务供给主体的界定

医疗服务供给主体主要是指提供医疗服务的机构或人员，包括医疗机构和医务人员。医疗机构以及医务人员是医疗服务市场中声

誉的主要载体，因此，本书把研究重点放在医疗机构和医务人员（主要是医生）声誉机制的形成与优化方面。

根据医疗机构的定义，广义上，医疗机构是组成医疗卫生服务系统的机构和组织；狭义上，医疗机构是指与医疗服务直接相关的部门和人员，即各类与治疗疾病有关的医疗、护理、药剂等服务提供者。按照经济性质划分，可将医疗机构分为营利性医疗机构（民营医疗机构、中外合资合作医疗机构等）和非营利性医疗机构（公立医疗机构、由慈善团体兴办的医疗机构等）；按照产权性质（登记注册类型）划分，可把医疗机构分为公立医疗机构与民营医疗机构。公立医疗机构指经济类型为国有和集体办的医疗机构；民营医疗机构指公立医疗机构以外的其他医疗机构，包括联营、股份合作、私营、港澳台投资和外国投资等医疗机构。本书对医疗服务供给主体声誉机制的研究将主要针对以公立医疗机构和民营医疗机构为代表的医疗机构以及医务人员。而鉴于医务人员中的医生在医疗服务供给中的核心地位，本书主要研究医生声誉机制的形成与优化问题。

## 二、医疗服务市场交易特征

### （一）医疗服务市场的信息不完备性

除了传统上的信息不完备性会导致市场失灵外，信息不完备性会产生相应的困难，包括评价契约绩效、评价产品和服务属性、构建精确的费率结构（管制机构的功能）、抗风险的保险（逆向选择和道德风险）以及防止欺骗与滥用等。医疗服务市场多种信息不完备性的特征增加了竞争与社会福利间关系的不确定性。大部分的不完备性来自医患间的信息不对称，以及医疗服务固有的不确定性（Arrow，1963）。医疗服务市场中两个主要的不完备性使医生和患者间存在逆向选择、道德风险和委托代理关系。

1. 医疗服务交易过程中信息的不完备性。阿克洛夫（Akerlof，1970）对医疗机构与其他企业组织存在巨大差异的解释是，医疗服务的不确定性，以及医疗服务供给主体与消费者、供给主体与保险公司（政府）间普遍的信息不对称问题。由于医疗服务的特殊性，在医疗服务交易过程中，医疗服务消费者、供给主体和保险公司（政府）在界定医疗服务质量、产出适当性以及确定医疗服务提供成本的过程中会存在障碍。不确定性和不对称信息是对医疗机构与医疗服务支付者间交易关系的最好概括。这一基本特征也是通过市场契约购买医疗服务的决定性因素。这主要是因为，由于不确定性和不对称信息的存在，导致医疗服务质量和结果的衡量比较复杂。关于就诊、治疗以及结果质量是否合适的信息通常表现出一定的复杂性，获得成本也较高，且较难在需要的时候获得这些信息。必须要有就医的适宜性和必要性的客观标准用来评价住院患者治疗结果的质量。但关于治疗和服务的适当性和必要性问题在医疗机构专业人员间很难达成共识。[①] 另外，快速的医疗技术变化从根本上导致产出目标的转移，因此，医疗服务产出、适当性、质量和成本间的关系更加复杂了。

（1）医疗服务信息的不确定性。医疗服务交易过程中，医疗服务信息的不确定性表现在医疗服务需求的不确定性和医疗服务结果的不确定性。

其一，医疗服务需求的不确定性。医疗服务需求的不确定性指患

---

① Mark R. Chassin et al. Variations in the Use of Medical and Surgical Services by the Medicare Population. *New England Journal of Medicine*, 1986, 314 (1): 285 – 290.

者对自己的医疗服务需求无法事前知道。在出现不适症状时，患者通常不知道自己的病情有多严重，应该寻求什么样的医疗服务。因此，个人对医疗服务的需求没有规律，并且几乎不可预测。除了预防性医疗服务，治疗性医疗服务仅在出现疾病的情况下才为患者提供。另外，医疗服务需求与风险相联系。疾病对患者而言，存在死亡以及对整个生活造成伤害的巨大风险，尤其是存在失去收入能力的可能性。食物也是必需品，但食物可以通过足够的收入得到保证。而疾病则不然，疾病存在着与医疗服务成本无关的风险。[①] 这种医疗服务需求的不确定性不利于以长期交易契约为前提的声誉机制的建立。

其二，医疗服务治疗质量、结果的不确定性。在医疗服务领域中，医疗服务质量、结果的不确定性可能比任何其他领域都严重。由于针对某种疾病缺乏经验的不确定性增加了交易双方对医疗服务治疗质量、结果预测的困难。一方面，这种不确定性是患者不确定医疗治疗的有效性；另一方面，基于假设患者与医生拥有不同的医药知识，患者与医生间的不确定性可能存在较大差异。[②]

不确定性是影响医生行为最为重要的因素。不能把简单的经济模型应用到医疗服务领域中去，因为这些模型忽略了在医疗领域中的不确定性和信息不对称。医疗服务通常以诊断和治疗的形式存在。而临床决策依诊断和患者的反应而定，且病例有较大不确定性，因此，相应治疗方法有较大的不确定性。

可根据医疗服务不确定性的来源分为几种类型：第一，根据病情

---

① Arrow K. J. Uncertainty and the Welfare Economics of Medical Care. *The American Economic Review*, 1963, 53 (5): 941－973.

② 周小梅：《提升医疗服务业绩效的制度经济学分析》，中国社会科学出版社 2009 年版，第 57 页。

（初期健康状况）对患者进行分类；第二，在既定条件下，甚至在控制条件下，关于治疗结果具有不确定性；第三，对医生而言，可能很难了解患者的偏好。

假定医生服务的数量是 $x$，患者从医疗服务中获得的收益是 $B(x)$。$B(x)$ 函数包含了任何对健康的影响，因此，$B(0)$ 可能是负值。时间成本、不便利以及个人经历过的使用医疗服务的其他成本和收益都包括在 $B(x)$ 中。医生服务是按照每单位固定成本 $c$ 提供，$p$ 是医生服务价格。通过假设收益函数仅由 $x$ 这个数量（抽象掉包括收入的其他因素的作用）影响服务的评价。患者可能拥有递减的医疗服务边际价值。这是因为，一方面，医疗服务消费越多，对健康状况的边际影响就越低；另一方面，获得更多健康，健康边际效用本身会下降。针对这两个影响，可以写成 $B(x) = V(H(x))$，$H(x)$ 是 $x$ 与健康状况间的关系，且 $V(H)$ 是健康状况函数的效用。$V''$ 与 $H''$ 都可能小于 $0$。

引入不确定性的简单方法是假设患者对最初健康状况的不确定。可把患者从治疗中获得的收益看作是期望收益：

$$E[B(x,u)] = E[V(H(x) + u)]$$

其中，$u$ 是随机变量或不确定性因素。在由变量 $u$ 代表的不确定水平下，从医疗服务 $x$ 中获得的期望收益是逐渐增加的。

初期健康状况或治疗效果产生的不确定性增加了患者风险。患者可能试图通过消费更多健康服务来弥补此风险。根据对健康状况影响的判断，部分需求可能多余，在这个意义上，与健康状况相关所增加的成本显然比较高。诚然，患者可能会通过购买保险以抵御健康状况产生的风险。

（2）医疗服务市场中信息的不对称。这主要包括医疗服务市场中参与者间的信息不对称，以及医疗服务市场中患者信息搜寻成本高、信息传播受阻。

其一，医疗服务市场中参与者间的信息不对称。信息不对称现象在许多交易市场都存在，市场中的部分提供者对其所提供的产品或服务拥有更多信息，与此同时，购买者拥有较少信息。根据不对称信息模型，对其资产拥有更多信息的交易者将利用私人信息从交易过程中获取超额利润。

供给主体与购买者间的信息不对称会直接影响消费者行为。信息不对称相关理论说明，产品或服务拥有搜寻、经验和信用特征，消费者按照不同方法对产品或服务进行的评价会影响其决策行为。

在医疗服务市场中，一般包括医疗服务供给主体、消费者和保险公司，或其他医疗服务的第三方购买者（如政府）。在这些医疗服务的参与者间存在较严重不对称信息和委托代理关系。① 例如，医疗保险市场中，由于患者关于自身健康状况比保险公司拥有更多信息而产生"逆向选择"；又如，医患间的委托代理关系，让医疗服务供给主体比患者了解得更多关于适当治疗方法的信息。在医疗服务市场中供给主体诱导需求的情况也是由不对称信息问题产生的。

根据医疗服务领域中相关主体间掌握信息的情况，可对医疗服务领域的信息不对称进行分类，主要包括：一是在加入保险的人与保险公司间。加入保险的人比保险公司更了解自己的身体状况。这会使保险公司筹划未来利用的能力复杂化。二是在供给主体与保险公司

---

① Arrow K. J. Uncertainty and the Welfare Economics of Medical Care. *The American Economic Review*, 1963, 53 (5): 941 –973.

间。医生存在一种提供额外服务使患者获得福利膨胀的倾向。信息不对称使保险公司在质疑医生行医方式问题上处于不利地位。医疗服务供给主体一般能正确把握需求。但是，医生相对患者的信息优势并没有通过保险公司得到解决，因为保险公司对患者与供给主体间的相互关系了解更少。三是在供给主体与患者间。患者不太清楚他们需要什么，且还要面对服务和质量的不确定性。他们只好信任医生的医学知识及其诊断能力。可假设一个涉及医疗服务环境中三个主要参与者的相互关系以及在参与者间信息的相对分布的模型，如图 2 - 1所示。①

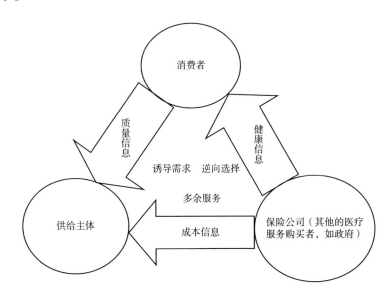

**图 2 - 1　医疗服务的三方参与者与相关信息分布**

在图 2 - 1 中，箭头指向的一方是信息优势方，另一方是信息相

---

　　① 周小梅：《提升医疗服务业绩效的制度经济学分析》，中国社会科学出版社 2009 年版，第 59～60 页。

对缺乏方。例如，患者比保险公司更了解其自身的健康状况，但是，患者可能选择隐藏事先已有的疾病，以避免支付较高的医疗保险费。而供给主体倾向于隐藏医疗服务的质量和成本信息。并且模型说明不对称信息在医疗服务的三个参与者间的分布赋予供给主体在获取其利益过程中的优势地位，而患者和保险公司在满足其需求和利益方面处于不利地位。

信息不对称应该还包括诸如患者对自己的症状了解比医生要多，但可能无法（有意或无意地）十分清楚地表达出来。另外，还有保险购买者也无法确定由保险公司索要的价格是否公平，以及保险公司利用其市场势力从供给主体那里获得更大幅度折扣的具体情况等。

由于医疗服务的消费者（患者）与供给主体是医疗服务交易的核心环节，下面重点分析关于医疗服务治疗质量的信息不对称问题。

与一般服务不同，医疗服务具有较强的专业壁垒。医生作为专业知识人才，伴随医学的发展与细化，被细分为内科医生、外科医生、牙科医生和皮肤科医生等。一方面，医生的培养要经过学校的专业课程、长期的临床实践和医院的再次培养等过程，从而拥有专业的医学知识与丰富的临床经验，因此医生具有较强的医学专业性，对医疗知识掌握的能力更强。另一方面，由于医患双方获取医学知识的能力不对称，而医疗服务在一定程度上也显示出信用品特征，消费者在消费后也无法了解关于产品和服务质量的部分信息。医生对患者的病情和治疗等情况比较了解，而患者没有能力较精确地判断医疗服务的好坏，患者想要了解这些信息也只能向医生咨询，医患知识结构的不对称使得医患双方在医疗服务市场中所处地位也不对等，医生占据一定的主导权与支配权。也就是说，医疗服务市场中医患间存在较严重信息不对称。这是因为，第一，医疗服务具有很强的专业性，能够获得执业资格的医生需要数年专业知识的系统学习。而作为患者，对那些复杂、晦涩难懂的医学知识，则知之甚少。在就医过程中，患者很难判断病情严重程度以及医生治疗方案的合理性等，因此，患者通常只能被动接受医生给出的治疗方案。第二，从契约角度看，医疗产品和服务中，部分具有不可核实的质量特征导致无法签订完备契约，只能依靠患者感受。但患者的年龄、性别、体质、诉求等都不尽相同，医生必须"因人施治"，针对特定情况，提供个性化医疗服务，且由于患者个人情感和经验等主观因素影响，对不可核实的服务质量优劣也很难有统一评价标准，这就增加了患者就医前的信息搜寻成本和事后审核成本。尤其在医疗服务领域，由于疾病存在天然的风险，当患者面对某些疾病时，通常较难了解自身的状况，对医疗服务的需求具有不确定性，即某种疾病的突发性或对该疾病缺乏经验、根据患者病情确定治疗方案等都让医疗服务质量和结果具有不确定性。这种不确定性增加了患者的风险，而医生比患者掌握更多医疗信息，加剧了医疗服务中信息的不对称。

其二，医疗服务市场中患者信息搜寻成本高、信息传播受阻。与医生相比，患者相对缺乏医疗服务市场中的医疗信息。在医疗服务市场中，患者主要通过医院的设备条件、住院条件、收费情况、医生的技术水平、医疗服务质量等医疗信息来决定他们的就医选择，但部分患者很难掌握这些医疗信息，只有医院内部人员才能了解这些信息。患者为追求高质量医疗服务，就必须在医疗服务市场中搜寻医疗信息，患者为搜寻信息花费的时间、精力、费用与各种成本的总和即为搜寻成本。一方面，搜寻的边际成本随搜寻时间递增。随着患者在医疗服务市场搜寻的信息深度增加，所花费时间与消耗精力会不断增加，此时单位时间内搜寻成本递增。另一方面，搜寻的边际成本随搜寻范围递增。随着患者在医疗服务市场搜寻信息的范围逐渐扩大，所花费的费用与精力不断增加，在患者不断搜集信息过程中，患者得到的有效信息增加，单位搜寻成本也不断递增。从图2-2中的患者搜寻信息的成本收益曲线可见，在 $P$ 点左侧，当患者搜寻时间较少时，信息搜寻收益大于搜寻成本；而在 $P$ 点右侧，随着患者增加搜寻时间，搜寻成本开始大于收益。患者的理性行为决定其搜寻信息的行为应该在 $P$ 点的左侧。

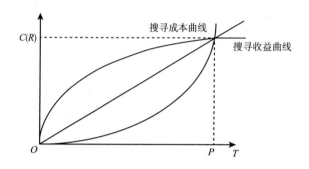

**图 2 - 2　患者搜寻信息的成本与收益**

从患者搜寻医疗服务信息的特征看，医疗服务领域的信息特征让医疗服务信息传播受阻，使得医患双方较难实现长期重复博弈，不利于声誉机制的建立和维护。

2. 患者与医生间的委托代理关系。医疗机构各种服务均由医务人员完成，而医生在医疗服务交易中起到核心作用。在医疗机构内部和医疗服务交易中，医生重要的作用使得信息驱动的激励问题更为严重。医生作为多重代理，在行医过程中，对患者的利益、医生自身行医的利益和医疗机构财务和信誉的利益起着平衡作用。在医疗服务供给过程中，医生通常是决定住院、手术、检查和药物等事宜的关键人物，因而他们对医疗服务成本的影响举足轻重。考虑到治疗结果的不确定性，医生在面临上述问题时往往有多种选择。而如果医生不能给患者以同情和精神鼓励，他们的作用是否大于危害就很值得怀疑了。① 因此，医生对医疗服务业的绩效（提高医院运营效率与改善医疗服务质量）起着决定性的作用。

医生在提供医疗服务过程中表现出的特殊性，主要在于医疗服务交易过程中的不对称信息所产生的委托代理问题。不对称信息和委托代理关系之间存在密切的关系。患者很难监督医疗服务标准，且需要通过对医生能力的信任替代直接的观察。医生患者间信息不平等另外的结果是，患者必须把其一部分选择的自由委托给医生。在医疗领域，在消费服务之前患者很难对服务进行检测，且通常信任医生提供的医疗服务。这里委托人（患者）受到代理人（医生）行为的影响。后者作为前者的代理决定购买者的需求。显然，在患者与医生联系的过程中，医生的地位不是"这是我的服务价格，你要多少"，而是"这就是你应该要的"。因为对患者而言，要了解健康状况成本太高。这些投入通常被称为"努力"，也被理解为"质量"，不能简单契约化。只要委托人把决策权委托给代理人就形成了委托代理关系。在医生与患者的关系中，患者（委托人）把权利委托给医生（代理人），而医生也是推荐服务的供给方。根据阿罗（Arrow，1986）的代理理论，他以医生和患者的情况为例指出，医生的勤奋或努力会采用很多形式。如果医生了解一些对患者有利的情况（如初期健康状况），就会向患者全面且精确地进行说明，以帮助患者决定对医疗服务有多少需求。

---

① 维克托·R. 福克斯：《谁将生存？健康、经济学和社会选择》，上海人民出版社 2000年版，第 170 页。

3. 医疗服务市场中的逆向选择。由于信息不对称导致交易双方在契约签订之前引发"逆向选择"。在医疗服务市场中，医疗机构服务质量高低有别。为吸引更多患者就医，部分服务质量较低的医疗机构存在做虚假广告等诱骗患者的行为。短期内，由于获取信息困难，患者很难鉴别信息真假，面对医疗服务市场中参差不齐的服务质量，患者仅愿意按照平均价格支付。这样，部分服务质量较高的医疗机构由于成本高于平均价格，则难以为继，选择退出市场。市场中医疗机构提供的服务质量偏低，患者发现实际的服务质量低于预期，则仅愿意支付更低价格，形成恶性循环，质量高的医疗机构被迫退出市场，导致逆向选择问题。

假定某种医疗服务的真实质量为 $q_0$，医疗机构掌握质量的完全信息，但医疗机构宣传其医疗服务质量为 $q_1$，医疗服务市场质量遵循正态分布 $N(\mu_0, \sigma_0^2)$；医疗机构的利润函数为 $\pi$，收入函数为 $R$，成本函数为 $c$，$s$ 为医疗机构最终提供的医疗服务数量，则医疗机构的利润函数可表示为：$\pi(s, q_0, q_1) = R(s, q_0, q_1) - c(s, q_0)$。

继续假定患者对医疗服务的质量预期为 $q_2$，预期价格为 $p$，且两者均受医疗服务质量的影响，则患者愿意为该医疗服务付出的价格可定义为 $p(\mu_0, \sigma_0^2)$。

毫无疑问，利润函数存在 $\partial_c/\partial_{q_0} \geq 0, \partial_\pi/\partial_{q_1} \geq 0$，即医疗服务的成本随着医疗服务质量的提高而增加，医疗服务的利润也会因医疗机构对外宣传质量的提高而增加。因此，以追求利润最大化为目标的医疗机构将会对外宣传其医疗服务质量更高。所以，当医疗服务市场质量变动非常大，即 $\sigma_0^2$ 足够大时就会存在 $\bar{q}_0$ 的质量，使得当 $q_0 > \bar{q}_0$ 时，有 $c_0 > p(\mu_0, \sigma_0^2)$ 成立，即医疗服务市场上患者可接受的价格甚至低于高质量医疗服务商品提供者的成本，提供高质量医疗服务的医疗机构被迫离开市场，市场中留下的是虚假宣传高质量的医疗机构，导致逆向选择。

现实中，尽管网络信息快速传播和政府加大对虚假违法广告的惩处力度，但医疗服务市场中逆向选择问题仍不同程度存在。例如，在中国，医患纠纷时有发生，经过媒体曝光，公众对医疗机构尤其是民营医疗机构的信任度有所下降。这种情况下，处于劣势地位的患者在就医选择时则趋利避害，通常会选择到成立时间久、有政府信誉担保的公立医疗机构就医。其结果，公立医疗机构人满为患，医疗服务供不应求。截至 2020 年 1～8 月，全国医院诊疗人次达到 20.4 亿人次，其中，公立医院 17.2 亿人次，民营医院 3.2 亿人次，公立医院的服务量占比约 84.3%。① 这种情况下，公立医疗机构服务态度冷淡敷衍，医疗过程速度至上，医疗服务质量却难以得到保障。与公立医疗机构相比，民营医疗机构面临一系列的不平等政策待遇。激励不足情况下，诚信经营的民营医疗机构发展受阻，另外，个别小型私立或个人诊所在生存压力下，则可能出现办医行为不规范，采取不正当手段谋利等有损患者利益的行为，短期内公众对民营医疗机构的信任感很难得到提升。这也是目前大量患者无论大病小病都首选公立三级医院的主要原因。由于良好声誉的建立需要经历较长时间的积累和沉淀，因此，为避免逆向选择，提供优质服务的民营医疗机构则需要经得起时间的考验。

另外，从医生行为看，医疗服务市场上较难建立有效的信号发送机制以使患者能够识别医生的真实信息，患者了解医生真实能力的

---

① 《2020 年 1～8 月全国医疗服务情况》，中华人民共和国国家卫生健康委员会，http://www.nhc.gov.cn/cms﹣search/xxgk/getManuscriptXxgk.htm? id=4a842530cde549c3b1cca74642864d94。

最好方法就是接受过医生的诊断治疗，通过自身疾病治愈情况判断医生水平。为获得市场认可，医生需要在长时间内不断努力提高能力，让患者足够了解。但医生可能认为这种提高能力的行为需花费大量时间与精力，急功近利下部分医生则选择"搭便车"行为，即倾向于依附团队与医疗机构而不是提高自身能力获取患者的认可，最终导致整个市场上医生的平均能力下降。

4. 医疗服务供给主体的道德风险。道德风险是指在契约履行过程中，为获取更大利益，具有信息优势的一方利用信息优势做出不利于对方的行为。不完备信息可能发生在交易双方契约签订之后引发的"道德风险"。在医疗服务市场中，医疗服务供给主体具有明显信息优势。为获取更多利益，医疗服务供给主体则会有动机诱导患者需求。因为医疗服务市场中医患之间的严重信息不对称，医生与医院不仅是医疗服务供给者，同时也是患者的代理人，这种双重身份更易导致医疗服务供给主体的过度供给和诱导需求。医生和医院为了实现经济利益最大化，诱导患者需求，提供更多医疗服务，如使用不必要的昂贵药物、增加患者不必要的检查项目、延长住院时间等。而患者由于医疗知识的缺乏，无法了解自身疾病的治疗方法、治疗时长或治疗风险等。作为信息弱势方，患者在市场中处于被动地位，只能听从代理人安排。从医疗服务市场的供求来看（见图 2 - 3），在医疗服务市场的初始阶段，医疗服务供给和需求曲线分别为 $S_1$ 和 $D_1$，$A$ 为均衡点，市场中的均衡价格和均衡数量分别为 $p_1$ 和 $q_1$。假设其他条件不变，医疗服务机构的过度供给使供给曲线 $S_1$ 向右移动，导致医疗服务供给数量增加，需求曲线不变，医疗服务价格下降，此时医疗机构收益减少。医疗服务机构为获取更多收益诱导患者增加需求，需求曲线向 $D_2$ 移动，形成新的均衡点 $B$。与均衡点 $A$ 相比，医疗服务数

量 $q_2$ 和医疗服务价格 $p_2$ 都明显提高。由此可见，医疗服务供给主体诱导患者增加需求是导致医疗费用上涨的重要原因。

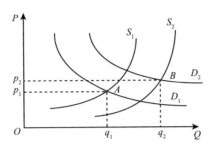

**图 2-3　医疗服务供给主体的道德风险**

我们知道，医生提供医疗服务很难成为真正患者的理想代理人。有两种途径可激励医生成为患者的理想代理人，第一种为医生职业文化和社会道德激励，使得医生行为在自律下以患者利益最大化为导向提供医疗服务，成为患者理想的代理人。这种激励方法会起到一定效果，但在自身利益驱动下，医生在一定程度上会偏离患者的利益，此时则需要第二类的经济激励。在信息完全情况下，可根据医生提供医疗服务的质量给予医生报酬，高质量服务水平的医生得到更高报酬。但医疗服务市场中较严重的信息不对称使观测医生的行为变得相对困难，甚至某些情况下完全无法观测。因此，需要设置声誉激励机制作为隐性激励契约以激励医生做理想的代理人，提供更好的医疗服务。现实中，行医规范、职业道德和声誉机制为医生提供了有助于维护患者利益的制度激励。

诱导需求是医疗机构（医生）道德风险的一种表现形式，由于医患间信息不对称，医疗机构（医生）诱导需求使医疗供给增加的同时，也导致医疗费用上升，过度医疗和过高医疗费用同时存在，这也是中国实施医药价格管制虽让药品价格下降但医疗费用上升趋势不减的主要原因。诚然，医疗机构（医生）能否实施供给诱导需求还取决于医疗供给市场结构，如果市场竞争充分，且形成了完善的市场声誉机制，医疗机构（医生）的这种道德风险行为将会受到约束。①

总体来看，与一般服务市场相比，医疗服务市场交易成本较高。交易成本理论认为，签约成本高的服务，如果买卖双方能够发展成更密切、更信任的关系，且谈判更灵活，时间更长的关系契约，则可减少这些成本。而这种建立在信任基础上的关系契约则需要声誉机制为其提供支撑。

### （二）医疗服务供给主体的垄断性与可竞争性和可度量性

影响通过市场声誉机制激励约束医疗服务供给主体行为的重要因素包括医疗服务市场的垄断性、可竞争性和可度量性。

1. 医疗服务市场的垄断性。医疗服务是有差异的产品，且消费者关于医疗服务的偏好也不同。医疗服务的差异性既有质量产生的垂直差异，又有地域产生的横向差异。医疗服务的差异性使医疗服务机构拥有市场势力。根据产业组织理论，差异性产品与差异性偏好的组合给予产品生产者市场势力。在这样的市场中，患者选择给予他们最高效用水平的销售者赋予了销售者市场势力，因为转换到其他销售者将降低患者的效用。

现实中，许多市场仅由一家医疗机构提供服务。为研究与医疗机构竞争和医疗服务业绩效相关问题，理解医疗机构运营的区域市场很重要。医疗机构的市场区域可按照它所服务患者的地理区域进行界定。竞争激烈程度会随医疗机构市场区域如何界定而发生变化。如果对一个既定的医疗机构而言，市场区域界定得过大，可能会包括更

---

① 朱恒鹏：《医疗体制弊端与药品定价扭曲》，《中国社会科学》2007 年第 4 期。

多的竞争者，这样就难免高估区域市场的竞争程度。相反，如果市场区域界定太窄，竞争程度则会被低估。因此，在讨论衡量市场结构相关问题之前，对不同市场区域的界定就显得十分必要。

根据市场区域范围，通过把每个医疗机构定位并计算每个医疗机构与其他医疗机构间的距离，市场区域可界定为医疗机构间的距离。这样，在既定的半径范围内就可确定医疗机构的数量。其理论基础是，医生是在医疗机构选择中的基本决策制定者，且半径代表了医生去探望就医患者的最大距离。例如，在美国，最普遍使用的半径是15英里。在半径范围内的医疗机构通过争取医生的加盟彼此展开竞争。这种方法的优点是，其不仅确定了在位竞争者，还确定了潜在竞争者。

一般情况下，对消费者而言，医疗机构地理位置是决定医疗服务差异的主要因素。医疗机构依据地理位置的优势拥有较强的市场垄断势力。通过霍特林的线性城市模型可以对医疗机构的垄断性进行分析。

考察霍特林模型（1929），在模型中，一个长度为 1 的"线性城市"，如图 2－4 所示，患者沿着城市均衡分布。两家医疗机构位于城市两端，提供相同的医疗服务。医疗机构 1 的区位是 $x=0$，医疗机构 2 的区位是 $x=1$。患者每一单位距离的运输成本是 $t$（这一成本包括患者的时间价值）。他们有单位需求；他们消费 0 个或 1 个单位的医疗服务。以 $p_1$ 和 $p_2$ 代表这两家医疗机构提供服务的价格。坐标为 $x$ 的患者去医疗机构 1（或医疗机构 2）的"总价格"是 $p_1+tx$（或 $p_2+t(1-x)$）。如果 $s_0$ 代表每一个患者消费该医疗服务时所获得的满足感（质量），位于 $x$ 的患者剩余为：如果从医疗机构 1 购买，则为：$s_0-p_1-tx$；如果从医疗机构 2 购买，则为 $s_0-p_2-t(1-x)$；其他情况为 0。

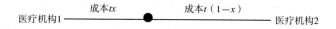

**图 2 - 4　线性城市模型**

根据两家医疗机构提供服务的价格、价格差与患者的满足感、运输成本间的关系，可把患者对两家医疗机构医疗服务的需求总结为以下几种情况：第一，如果两家医疗机构之间的价格差不超过沿整个城市的运输成本 $t$，就会有一个位于 $x_0$ 的患者，他从医疗机构 1 购买和从医疗机构 2 购买是无差异的：$p_1 + tx_0 = p_2 + t(1 - x_0)$，$x(p_1, p_2) = (p_2 - p_1 + t)/2t$。第二，如果两家医疗机构之间的价格差超过 $t$，医疗机构 2 就没有需求了。如果 $p_1 \leqslant s_0 - t$，患者都愿意在医疗机构 1 购买。第三，如果两家医疗机构之间的价格差超过 $t$，医疗机构 2 就没有需求了。但是，如果 $p_1 > s_0 - t$，则市场"未被覆盖"，有一些患者没有购买。第四，每一家医疗机构都有地区垄断势力（市场未被覆盖）。当 $p_1$ 和 $p_2$ 都在区间 $[s_0 - t, s_0]$ 之内，位于 $x(p_1, p_2)$ 而对两家医疗机构无差异的患者不购买时，就会发生这种情况（相当于条件：$p_1 + p_2 + t > 2s_0$）。

如图 2-5 所示。在图 2-5（a）中，两家医疗机构为患者而展开竞争。一种服务价格的下降使另一种服务的需求减少。在图 2-5（b）和图 2-5（c）中，一家医疗机构的定价政策不影响对另一家医疗机构医疗服务的需求（至少在局部区域）。图 2-5（d）是在医疗机构 2 的价格给定时，对医疗机构 1 的残余需求。这一需求曲线有一个折拐点，在这一点上，地区垄断和竞争状态相交（图 2-5（a）、图 2-5（c）的两可情况）。[①]

---

[①]　泰勒尔：《产业组织理论》，张维迎总译校，中国人民大学出版社 1997 年版，第 122 ~ 123 页。

可见，由于患者在不同地域空间上对医疗机构的偏好存在横向差异，患者方便就医的要求决定了医疗机构服务的辐射范围，医疗机构分别对相应地域空间上的患者具有一定的市场势力，或者说，医疗服务市场也存在明显的区域垄断性。

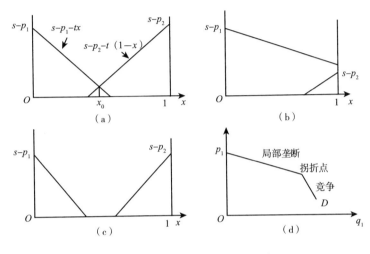

**图 2 - 5 医疗机构的区域垄断性**

除了地理位置赋予医疗机构比较明显的垄断势力以外，医疗机构有较强的垄断势力还基于以下几方面的因素。第一，为确保医疗服务质量，进入医疗领域受到严格的许可限制。第二，除了进入障碍，医疗机构存在退出的非竞争性障碍。医疗机构的关闭不仅可以限制选择性契约的有效性和可行性，而且破产和关闭也给政府提出了维持医疗机构基础设施的公共健康问题。据了解，法律制定者会尽力拯救倒闭的医疗机构，这种动力不仅来自对公共健康设施的维护，而且出于保护就医的目的，许多医疗机构在市场范围内是最大的雇主。另外，当医疗机构把市场定位确定下来，医疗机构的专业化可能进一步限制了竞争。例如，在高技术住院医疗服务方面（如器官移植等），支付者就面对十分有限的选择。当然，医疗机构提供的服务有些也相对不太复杂（如 CT 扫描），对这些服务的价格和质量评价比较直接，这种服务表现出较强的竞争性。第三，在医疗服务市场中长期运营的医疗机构存在信誉方面的优势，由此产生垄断势力。

显然，正是因为医疗机构垄断势力的存在，就可使在该部门工作的人拥有索取租金的权利。在医疗机构，这种租金的表现形式通常是非正式地向患者及其家庭收取"红包"。在许多国家，这些租金包括医生收取的贿赂（允许特权患者在资源配置方面打破常规，获得优先的治疗以及减少等待时间）。这种情况下，有能力在私人部门按照正常方式支付的患者则更喜欢在公共部门以租金的形式支付。另外，在医院拥有垄断势力的情况下，医务人员可以较懒散地工作（公立医院的医生通常工作时间较短），最终导致医疗服务质量下降，并继而影响市场声誉机制对医疗服务供给主体的激励和约束。

2. 医疗服务市场的可竞争性和医疗服务的可度量性。（1）医疗服务市场的可竞争性。通过前面分析发现，尽管医疗服务市场中的垄断性限制了供给主体间的竞争，但是，如果企业可自由进入并且在没有任何投资损失的情况下退出市场，同时具有平等获得技术的权利，则就可把这个市场看作是完全可竞争的。而退出医疗服务市场的损失取决于专用性资产的投资。在医疗服务领域有两个相应的专用资产：专业知识和声誉。一旦现有市场主体对形成专业知识或声誉的活动进行投资，他们就拥有了对其他潜在供给主体而言的进入壁垒，因而降低了可竞争性的程度。根据所有医疗产品和服务的特点，可从高可竞争性到低可竞争性进行连续分类。（2）医疗服务的可度量性。医疗服务的信息不确定性和不对称，以及由此导致患者与医生间的不完全代理关系问题，可用产品和服务的可度量性进行衡量。产品和服务的可度量性是指投入、过程、产出和产品或服务的结果能够计算的精确性。依据定义，由于医疗服务具有很大程度的信息不确定性和不对称问题，许多医疗服务的数量和质量契约难以标准化，其可度量性低。根据医疗服务使用者、受益者和签约购买机构获得这种活动绩效信息的程度不同，可把医疗服务可度量性从高可度量性到低可度量性进行连续排序。

根据可竞争性与可度量性矩阵模型可对产品和服务生产进行一般性分类。显然，在医疗服务和产出市场中存在不对称信息，其关键问题就是要解决如何界定并衡量其产出和结果。根据不同医疗产品和服务的特征，对其市场的可竞争性与产品的可度量性分为高、中、低级，如表2-1所示。

表2-1 产品和服务市场的生产特点

| 可度量性 | 可竞争性 | | |
| --- | --- | --- | --- |
| | 高 | 中 | 低 |
| 高 | 类型 I | 类型 II | 类型 III |
| 中 | 类型 IV<br>非临床活动<br>　洗衣和饮食服务<br>常规诊断 | 类型 V<br>临床干预<br>高技术诊断 | 类型 VI |
| 低 | 类型 VII<br>流动临床护理服务<br>　体检<br>　护理<br>　牙齿 | 类型 VIII<br>公共健康干预<br>住院医疗服务 | 类型 IX<br>政策制定<br>监控或评价 |

资料来源：Alexander S. Preker，April Harding，The Economics of Public and Private Roles in Health Care：Insights from Institutional Economics and Organizational Theory. *World Bank*，2001：11.

根据表 2－1，类型 Ⅰ、类型 Ⅱ 和类型 Ⅲ 的产品或服务表现为较高的可度量性，通常通过市场进行交易。而在可度量性为中级的类型 Ⅳ 到类型 Ⅵ，衡量产出和结果逐渐变得困难起来。尽管诸如实验室检查之类的常规诊断市场可能具有很高可竞争性，但根据所从事活动的有效性和质量，监视他们所做的工作相当困难（类型 Ⅳ）。不同非临床医院活动存在同样情况。

各种进入壁垒使类型 Ⅴ 的市场可竞争性减小。高技术诊断通常要求很强的专用性、获取进入许可证以及大量沉淀成本。与新进入者相比，这些壁垒给予在位者明显的优势。在这些活动领域，进入壁垒是政府控制或限制一些新技术（CAT 或 NMR 扫描机）的引入。临床干预通常是向有资格的供给主体进行外部采购。

除了很难衡量产出和结果之外，许多临床干预表现出信息不对称特征。患者较容易获得部分信息（如临床职员的礼貌、等待时间、卫生清洁、食物的可口以及隐私等类似"旅馆服务"的质量）。然而，如果没有检查技术，签约的政策制定者或管理人员获得这类信息存在一定的困难。

正是这些原因，流动临床服务落到类型 Ⅵ 的后面，即存在衡量产出和结果困难的严重信息不对称问题。

在可度量性为低级的类型 Ⅶ 至类型 Ⅷ，除了衡量问题外，鉴于专业化和成本的原因，可竞争性递减。因此，公共健康干预以及住院临床医疗服务属于类型 Ⅷ 的活动。

随后剩下诸如政策制定、监控以及评价等归入类型 Ⅸ。由于可竞争性和可度量性非常低，这些活动由一体化的行政官僚机构提供。

可竞争性和可度量性高的服务交易成本低，可通过市场交易。相反，可竞争性和可度量性低的服务市场交易成本高，通过政府组织供给。也就是说，可竞争性和可度量性的特征决定了医疗服务市场交易成本的高低。而交易成本的高低将直接决定医疗服务的制度安排。例如，对于一些可度量性低的医疗服务，由于签订一份完备契约的事前成本相当高，过高的交易成本导致通过市场签约交易存在困难。鉴于此，首先应根据可竞争性和可度量性程度对医疗服务进行排序。优先次序的确定应该包括通过公共资源融资干预的范围（包括预防性服务），并且应该确保公共补贴能针对一定的目标（如给穷人和其他弱势群体进行补贴）。

基于医疗服务可竞争性和可度量性模型矩阵的分析，就可界定由市场提供产品和服务以及通过公共部门提供产品和服务的基本轮廓。可竞争性和可度量性高的医疗服务适合借助市场机制提供；反之则更适合政府公共部门提供。而如何通过降低交易成本，让更多医疗服务通过市场提供则是政府制定政策时需要考虑的问题。不同的国家在处理这种选择的决策方面会有所不同。而争论的核心问题是，公共和私人激励是否能有效地结合起来。一般认为，政府供给比私人供给效率要低。但是，在一些领域缺乏利润动机也许是优点。[1] 当私人供给方不以公共利益作为行为目标时（如很难察觉医疗服务提供者的随意敷衍行为），营利性医院为获得更多利润，往往敷衍了事。在这种情况下，政府提供医疗服务就优于私人供给。但由于政府公共部门缺乏相应的利润激励，通常表现出低效率，这时又有必要引入市场激励机制。这些理论可以有助于理解公共领域的改革。[2]

① A. J. Auerbach, M. Feldstein, *Handbook of Public Economics*, Elsevier Science B. V., 2002, Vol. 4: 2148.

② 周小梅：《基于交易成本视角分析医疗服务供给的市场与政府边界》，《中国经济问题》2010年第2期。

## 第二节 医疗服务供给主体声誉机制形成的制度基础

诺斯（North，1990）提出，制度提供的规则包括非正式制度和正式制度。人们长期交往下意识地形成各种非正式制度，其生命力具有持续性。非正式制度构成文化的重要组成部分，内容主要有风俗习性、价值信念、道德观念、伦理规范以及意识形态等。人们主动设计的政策法规构成了正式制度，主要有政治、经济规则和经济主体间的契约等，以及由这些规则所组成的等级结构。各种法律规制、特殊的细则以及个别契约共同约束公众的行为。制度约束包括：一方面，有时阻止人们从事某种活动；另一方面，有时则是界定在何种条件下一些人被允许从事某项活动。因此，制度是一种人类在其中发生相互交往的框架。而声誉机制运行的有效性依赖于不同制度安排决定的交易成本。

### 一、交易成本理论以及影响交易成本的主要因素

#### （一）交易成本理论

交易成本是发生在组织和协调人类相互关系过程中的成本，包括交易过程中出现的寻找交易伙伴、谈判交易条件的成本，还包括签订契约和执行契约的成本，以及违约后进行处罚的成本。此定义可以拓宽到包括各种经济决策，包括交易中各方的信息交流（Coase，1960）。

科斯（Coase，1937）发表的论文《企业的性质》提出，在特定的交易下，决定组织最经济的形式是交易成本经济学主要关注的问题。科斯认为，企业之所以出现是因为它可以节约交易成本。科斯提出问题"鉴于人们认为价格机制能够进行协调这一事实，为什么又需要组织呢？探询为什么在某种情况下协调是价格机制的工作而在

另外情况下又是企业家的任务"①。该问题的逻辑是，为何一些类型的交易可以在组织内部范围内更有效率地组织起来，而其他则在市场组织更有效率。这种选择正是基于交易成本的分析。可见，交易成本分析主要关注企业边界，以及某种活动应该在科层范围内而不是通过与其他提供者或其他签约者相互作用的条件。可以把垂直一体化组织、简单的现货契约、特许或合资看作不同的结构，针对有效治理问题，每种结构都存在不同的优点和缺点。通过比较不同协调成本类型，对治理安排进行评价。

因此，交易成本分析是一种方法，即要考虑组织在市场中进行交易或活动的选择。这种方法是把交易而不是商品作为分析单位，并为节省交易成本使利润最大化，按照其能力评价治理结构。制度结构交易成本分析的范围是在成本有效性框架内对制度效率的考察。显然，组织的成本有效性选择根据交易特征表现出系统性的变化。

## （二）影响交易成本的主要因素

根据交易成本的定义，交易成本在很大程度上取决于签订契约和执行契约的成本，以及违约后处罚的成本。而这些成本与契约的完备与否有关。

1. 完备契约及其要求。从原则上看，完备契约可解决激励问题。这是因为，完备契约对各方在每一种可能情况下做什么都有精确的规定，即对每一个可能事件（包括那些违约的事件）中所发生的成本和收益的分配，做了使每一方都发现遵守契约条款是最优选择的安排。如果最初计划是有效率的，那么完备契约就可以使有效结果的计划得以实施。从理想角度看，正是因为无法在完备的且是可执行的

---

① Coase, Ronald. The Nature of the Firm. *Economica*, 1937, 4 (16): 386 – 405.

契约中描述某些计划，这才产生了激励问题。

签订并执行完备契约会涉及的问题主要包括以下几方面：其一，契约各方都必须预见到契约期间所有可能发生的，并且对他们来说是十分重要的相关事件，他们要使契约规定的行为和支付适用于这些事件。另外，他们必须能够准确地对这些可能的事件进行描述，以使自己在事实发生之前就能够毫不含糊地确定事件发生的可能性。他们还必须能够在事实发生之后就清楚地知道预先考虑到的哪些具体情况现在实际上已经发生。其二，契约各方必须愿意且能够针对每一个可能发生的事件确定有效的行为过程和支付，并达成协议。其三，一旦达成契约，契约各方必须情愿接受遵守契约规定的条款。对此，完备契约应包括两个方面的含义：一方面，各方都不能有以后重新协商契约的念头，否则，对重新协商的预期就会使原来的协议丧失信誉和它所应有的指导双方行为的能力。另一方面，各方都必须很容易确定契约的条款是否得到履行；如果有违背，每一方都必须愿意而且能够促使协议如约执行。

2. 实际签约问题。根据对完备契约的界定，如果契约能够详细说明未来可能出现的所有状态，每种状态下各方当事人的权利和义务，以及权利和义务的执行机制，那么这样的契约就是完备契约，否则就是不完备的。可见，契约的完备性要求非常高。例如，一份完备的买卖契约就是要说明产品的质量、性能、数量、供货时间和地点，以及价格、价格的调整方式、支付手段，发生纠纷时的解决方式等各种各样的情况。在实际交易中，签订和执行完备契约充满了问题。例如，有限的预见能力、不精确的语言、计算结果的成本和制订计划的成本，这些都意味着不能充分考虑所有可能事件。因此，即使在市场中，契约通常是不完备的。

　　契约是要通过使激励达成一致来保护人们的利益。当契约不完备时，这种一致性也就不完善。也可把契约看作是这样一种机制，即各方通过契约可以获得实现他们的计划能够依赖的具有约束力的承诺。但是，当契约不完备时，他们实现承诺的有效性也十分有限。

　　不完备契约很难恰当地控制自利行为，而对自利行为可能造成损害的担心，可能会妨碍协议的顺利达成。它还可能是低效率的，使可能的合作范围受到限制。①

　　3. 契约的完备程度与交易成本。交易成本在很大程度上取决于契约的完备性。一般而言，完备契约能够降低事后讨价还价的可能性从而节约交易成本，但是这会导致事前的交易成本上升（因为签订完备契约的交易成本很高）。而不完备契约可能在签订时的交易成本比较低，但可能增加事后交易成本。契约的完备程度与交易成本之间的关系可通过图 2-6 反映出来。交易总成本最低的状态应在事前成本与事后成本之和最小的情况下。

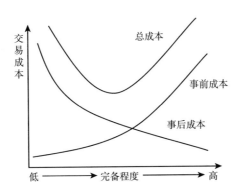

**图 2-6　契约的完备程度与交易成本**

资料来源：张维迎：《产权·激励与公司治理》，经济科学出版社 2005 年版，第 65~71 页。

---

　　① 米尔格罗姆、罗伯茨：《经济学、组织与管理》，费方域主译，经济科学出版社 2004 年版，第 137 页。

现实中，由于未来的多变和不可预见性，签订一份完备的契约几乎是不可能的，总会留下这样或那样的漏洞。契约签订双方会对契约做出不同的解释，事后的执行就变得非常困难，以至于在某些情况下，契约根本无法执行。

4. 影响交易成本的因素。根据前面的分析，签订契约的事前和事后成本决定交易总成本。因此，影响签订契约的事前和事后成本的因素必定影响交易总成本。而影响签订契约的事前和事后成本的因素主要就是威廉姆森（Williamson，1981）总结，包括资产专用性程度、交易频率以及外部和内部的不确定性。资产专用性是指用于特定用途后被锁定很难再移作他用性质的资产，如果改作他用则价值会降低，甚至可能变成毫无价值的资产。威廉姆森（1981）对四种不同关系专用投资的讨论非常有助于识别和度量资产专用性的显著差异。一是场地专用性，即买者和卖者彼此处于一种"紧挨着"的关系，这种安排反映出为使库存和运输成本最小的事前决策。场地一旦设定，放置其中的资产就高度固定。二是实物资产专用性，即交易一方或双方对设备和机床进行投资，而这些设备和机床的设计特点专用于该交易，在其他用途中价值较低。三是人力资本专用性，即对于干中学过程中产生的人力资本专用关系进行投资。四是专用资产，即供应商仅为了向某个特定客户出售绝大部分的产品进行投资的资产。如果契约提前终止，供应商将面临严重的生产能力过剩问题。资产专用性意味着缔约双方在契约执行阶段必然面临敲竹杠或机会主义问题。因此，资产专用性越强，签约的交易成本越高。

交易频率直接影响供给者和购买者获得信息的能力。例如，由于交易频率过低，则可能导致买卖双方间均存在不完备信息问题。不完备信息是指交易双方占有的关于交易的信息不均衡，一方比另一方占有较多的信息，处于信息优势地位，而另一方则占有较少的信息，处于信息劣势地位。不完备信息会对供给者或购买者提出要求，即需要用一些资源来估算所交易产品和服务的价值，选择贸易伙伴以及谈判契约。供给者的信息优势趋于提高价格，而重复的价格参与（较高的交易频率）减少了信息搜寻成本并带来更低的交易价格。可见，交易频率决定了交易双方获取完备信息的难易程度，并由此影响契约的完备性。① 通常情况下，医疗服务市场交易频率普遍较低。

威廉姆森（1979）把不确定性描述为没有能力预测可能发生的意外事故。这样的意外事故可能产生机会主义，利用这种情况以便有利于解释契约的能力。通常存在两种不确定性：外部或环境（需求极大的波动和不可预测性）以及内部或行为（签约者不能确定对方实际的表现）。由于不确定性反映了信息成本，这样，资源配置所必需的制度安排中的不确定性就决定了交易成本的高低。如医疗服务治疗结果的不确定性导致较高的市场交易成本。

可见，资产专用性越强、交易频率越低（信息越不完备）以及不确定性越高，交易双方谈判就越难、契约的执行也越难，则交易成本也越高。

## 二、声誉机制有助于降低医疗服务市场的交易成本②

市场经济以信任为基础，是一种诚信经济。如果缺乏信用，在不可能建立完全契约情况下，则会提高契约纠纷的可能性，以及重新谈判或缔结条约的事后成本，从而增加市场交易成本，不利于市场中买

---

① 张维迎：《博弈论与信息经济学》，上海三联书店、上海人民出版社1997年版，第3页。

② 周小梅、田小丽：《我国医疗服务供给主体声誉激励机制研究——互联网医疗平台市场自发秩序的启示》，《中国物价》2021年第1期。

卖双方达成共识。在医疗服务市场中，声誉机制可发挥信息传递作用，向患者显示其行为选择结果是诚实而不是欺骗，使患者对其行为选择的非对称信息转化为对称信息。①

产业组织理论按产品和服务质量与信息的关系，将产品和服务分为搜寻品、经验品和信任品（Nelson，1970）。而医疗服务就是一种具有代表性的信任品，其特点是在医疗供给方与患者之间存在较严重的信息不对称，就医之后较难确认医疗服务质量或需要较高的代价来了解和判断服务质量的好坏。因此，患者往往根据医疗服务提供者的声誉评价进行判断和决策。因为患者可根据声誉这一综合指标判断医疗服务供给主体质量水平的高低，进而选择适合的医疗机构（医生）及时就医，大大节省了患者信息搜寻成本和试错成本。②医疗机构（医生）声誉机制不仅有利于患者，且随声誉效应的扩散，还能降低医疗机构（医生）获取新顾客的宣传营销成本。因为声誉是医疗机构（医生）行为能力的综合表现，是医疗机构（医生）能否履行其对社会、对患者承诺的一种标识度。在信息不完备状态下，借助声誉可区分不同服务水平的医疗机构（医生），且对患者而言，声誉传播比广告宣传更有说服力和吸引力。由此可见，声誉机制可有效地降低医疗服务市场中的交易成本。

## 三、交易成本决定市场声誉机制与管制机制间的选择

### （一）交易成本最小化是市场声誉机制与管制机制间选择的基本原则

与基于交易成本经济理论的市场组织和企业组织间的选择问题

---

① 胡晓雨：《不完全契约下的声誉激励机制》，《知识经济》2009 年第 4 期。
② 试错成本是指患者因病急乱投医和信息缺乏导致对不符合自身病情的医疗机构的错误选择，贻误病情，甚至付出生命的代价。

相似，一些经济活动可能通过市场声誉机制，在私人竞争性市场中组织起来更有效率，而其他则可能在被管制产业内组织更经济。

根据管制的定义，管制是由行政机构制定并执行的直接干预市场配置机制，或间接改变企业和消费者供需决策的一般规则或特殊行为。显然，管制制度安排是通过管制机制的设计、执行对被管制组织行为产生影响。管制本质上也是组织和协调人类相互关系的过程，其中包括与被管制组织间签订契约及执行契约。在此过程中，围绕管制活动将不可避免要发生交易成本。鉴于此，市场声誉机制与管制机制安排间的选择最终亦取决于交易成本的高低。例如，在咖啡馆购买咖啡不需要政府干预，咖啡是一种普通产品，买卖者间可通过市场声誉机制，借助较完备的市场契约完成交易，且买者通常有许多卖者可供选择。因此，通过市场声誉机制安排享受咖啡的服务，其交易成本比较低。但是，为获得医疗服务的交易就相对复杂。这是因为，较难评价医疗服务的成本和服务质量，并且医疗服务需求还具有不确定性，在不少市场中可供选择的供给主体较少。鉴于医疗服务交易的特殊性，通过市场声誉机制，借助契约完成交易则成本比较高。这种情况下，管制制度可能有助于降低相应的交易成本。

然而，由于两种制度安排分别存在优缺点，面对需求转移、技术变化、法律环境或其他外部因素变化，市场声誉机制和管制制度的交易成本产生相应变化，在此过程中，制度安排必须进行调整。例如，对于受到不完备信息、生产和消费外部性和垄断等困扰的交易，经济管制是对其进行管理的一种手段。然而，在处理这些交易复杂性的过程中，管制有其优点和不足。政府管制机构面临资产评价、设定费率基础、减少寻租行为和影响成本等问题。正是由于管制制度体系存在固有局限，不少国家对原来被管制的产业都实施放松管制和管制改革。

## （二）管制制度促进声誉机制的建立

管制是政府以制裁手段，对个人或组织的自由决策的一种强制性限制。管制主要是对资格或行动的限制（如价格控制或制定质量标准）。针对医疗服务领域而言，社会可以建立一个管制机构（政府或非政府，主要是政府机构），制定医疗服务质量标准，并强制要求医疗机构（医生）按照标准提供服务，对没有服从医疗服务质量标准的医疗机构（医生）实施惩罚，以促进医疗机构（医生）建立声誉机制。政府管制与声誉的建立有密切关系。政府管制与声誉的关系可从需求和供给两个方面考察：从需求方面看，医疗机构（医生）声誉越差，政府管制就越多；从供给方面看，管制程度本身会影响声誉的供给，必要的管制有助于声誉的建立，但当管制超过一定程度后，政府管制越多，医疗机构（医生）越不讲信用，声誉就越差。图2-7表示政府管制与声誉的需求和供给曲线。其中，横坐标代表政府管制的程度，纵坐标代表医疗机构声誉水平。

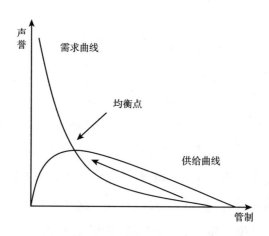

**图2-7　政府管制与声誉的需求和供给曲线**

资料来源：张维迎：《产权·激励与公司治理》，经济科学出版社2005年版，第237页。

向右下方倾斜的需求曲线表明声誉和政府管制有一定的替代性。医疗机构（医生）越讲信用，声誉越好，对政府管制需求就越小。在医疗机构（医生）完全讲信用（声誉良好）的情况下，政府管制就可能是完全不需要的；反之，如果医疗机构（医生）完全不讲信用（声誉很差），就需要最高程度的政府管制。

供给曲线表明，政府管制对医疗机构（医生）声誉的影响并不是单调的。如果没有任何管制措施，声誉机制则很难发挥作用。一般而言，有助于识别交易主体身份、提高博弈的重复性、传递交易行为信息和对欺骗行为实施有效惩罚的政府管制，会有助于市场声誉的建立。在供给曲线的早期，政府管制增加，市场声誉也增加。但是，随着管制的增加，由于政府的自由裁量权增大，增加了医疗机构（医生）面临的不确定性，导致医疗机构（医生）更多注重短期利益而不是声誉的建立。并且管制增加不仅会创造垄断租金，而且腐败通常是与管制和许可证同时存在。① 所以，过度管制会使声誉下降。

从图 2－7 可以看出，在管制与声誉之间是否存在均衡，取决于管制供给曲线的位置和形状，而管制供给曲线由管制效率决定。需求曲线与供给曲线的交点就是管制与声誉的均衡水平。

但是，在图 2－8 中，由于管制效率不高，供给曲线在需求之下，两条曲线无法相交，这时进入"管制陷阱"。在这种情况下，因为医疗机构（医生）不讲信用，声誉很差，导致政府增加管制，但管制的结果是医疗机构（医生）更加不讲信用，声誉水平下降，政府管制不断增加，医疗机构（医生）也更加不讲信用，最后达到死角，

---

① 科斯、哈特、斯蒂格利茨等：《契约经济学》，李风圣主译，经济科学出版社 1999 年版，第 78 页。

只有管制，没有声誉，交易只能在政府指导下进行。显然，只有在管制效率比较高的情况下，管制才会更有效。也就是说，有效的管制制度体系是其促进医疗机构（医生）提高声誉水平的前提。

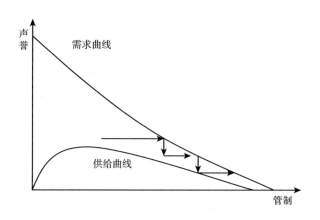

**图 2 - 8　管制陷阱**

资料来源：张维迎：《产权·激励与公司治理》，经济科学出版社 2005 年版，第 237 页。

### （三）市场声誉机制可弥补管制制度的局限性

管制制度是治理交易的重要手段，是市场秩序的基础，因为管制制度能够依靠政府强制力得以施行。其逻辑是契约参与人应该按政府管制机构制定的相应法规行事，受管制机构的监督。但问题是，谁来监督管制机构？对管制机构而言，信息不对称也存在于管制机构与契约参与人之间，管制机构对于不可验证的违约行为往往无能为力。且管制制度还存在其他局限性，例如，由于不确定性，契约往往不完全，这种情况下，一些欺骗行为通常难以确认；落实管制措施的时间和货币成本不可忽视，使用管制制度必须考虑成本收益，因而一些小额交易纠纷则不会选择使用管制制度。

在市场中，可以依靠声誉的激励，使医疗机构（医生）为患者提供医疗服务的真实信息。声誉机制是行为主体基于维持长期合作关系的考虑而放弃眼前利益的行为，对"偷懒"的惩罚不是来自契约规定或法律制裁，而是未来合作机会的中断。由于维护声誉的考虑以及对未来收益的预期，市场机制中的声誉与法律的强制性有同样的作用。如果医疗服务供给主体关注将来的发展，为在患者中间获得好的声望，那么虽然医疗服务存在较严重信息不对称问题，医疗机构（医生）也会为患者提供医疗服务的真实信息，这是一种隐性激励。实际上，市场声誉可以节约大量交易成本。具体到医疗服务市场，由于患者与医疗机构（医生）间存在较严重信息不对称，交易主体之间要签订一份完备契约成本相当高（部分医疗服务交易几乎不可能），这种情况下，如果没有市场声誉机制，由于交易成本过高，医疗服务将无法通过市场组织提供。显然，在声誉机制下[①]，可通过市场激励医疗服务供给主体确保医疗服务质量。多数情况下市场声誉机制十分有效，因为那些提供不合格医疗服务的医疗机构（医生）很快会被患者辨认出来，同时受到来自患者的惩罚，这时对医疗机构（医生）提供医疗服务的质量管制或来自法律的约束均没有必要。然而，声誉机制受到的限制是，如果声誉价值大于欺骗的收益，那么，预期交易关系持续的时间必须相当长。也就是说，交易越频繁，时间期限越长，交易的盈利可能越大，建立和维持声誉的激励就越强。[②]但是，在有些产品和服务市场中，通过市场机制控制质量存在局限性，尤其是医疗服务需求的不确定性导致缺少重复消费以淘汰不合格医疗机构（医生）的情况下，容易促使医疗机构（医生）的行为

---

　　① 与一般市场相比，医疗服务市场中有较强的声誉机制。例如，通过研究发现，医疗服务市场集中度的提高不一定会增加医院成本，这可能是医院产业中强信誉机制在起作用，这是声誉机制阻止了医院滥用垄断势力。

　　② 米尔格罗姆、罗伯茨：《经济学、组织与管理》，费方域主译，经济科学出版社2004年版，第140页。

趋于短期化而不是建立长期的信誉。这种情况下，为了控制市场的失调，可以通过法律制约医疗机构（医生）的行为，加强专制管理，减少失调。[①]

声誉机制具有低成本的优势和自我实施的特点。在医疗服务领域中，法律和管制制度只能对医疗机构（医生）的违法行为进行约束惩罚，但对医疗机构（医生）道德风险这种隐性行为则难以观测和约束。也就是说，法律和管制只能保证医疗机构（医生）提供医疗服务过程中不违法，而为了追求声誉的溢价效应，在市场声誉机制激励下，医疗机构则会通过提高内部管理水平降低医务人员有损患者利益的行为。

## 四、信息传播对医疗服务供给主体声誉形成的影响机制

医疗服务市场中信息的传播有利于缓解医患间信息不对称性，信息质量与人们把握已有信息的能力将直接影响决策水平。医疗服务供给主体声誉信号通过信息传播的过程发送，依托信息网络在社会中进一步传播，使其突破时空限制，为声誉机制的形成创造必要条件。

### （一）医疗机构集体声誉与医生个体声誉的关系

就医疗服务供给主体而言，声誉分为医疗机构声誉及医生声誉。目前中国医疗机构声誉主要是"自上而下"形成的，即卫生主管部门通过医疗机构规模、技术水平、医疗设备、管理水平、服务质量等将医疗机构划分为三级十等以判断医疗机构水平。而公立医疗机构声誉主要由政府通过行政级别进行划分建立，而非通过市场形成被广泛认可的声誉，市场对公立医疗机构的激励和约束尚未发挥应有

---

[①] 王俊豪、周小梅：《医疗机构绩效改善的制度安排》，《经济学家》2009 年第 1 期。

作用。张维迎（2001）认为产权是信誉的基础，产权制度基本功能是给人们提供追求长期利益的稳定预期和重复博弈的规则，产权不清，人们就无须对自己行为负责，无须维护声誉。所以声誉机制要发挥作用，需要人们追求长期收益，而明晰的产权就是追求长期收益的动力。公立医疗机构声誉作为医疗机构一种重要的无形资产，其产权不清晰，就算医疗机构管理者也并非产权所有者，管理者因其任期有限，更为注重上级考评或直接选择对行政部门寻租，而不是去建立成本更高但能带来长期收益的声誉。医疗机构声誉具有共用性，医疗机构内的每位医生都可利用这一资源，通过医疗机构声誉以获取患者信任。短期内，医生倾向于"大处方、大检查"等有损医疗机构声誉的机会主义行为，由此产生损失由医疗机构所有医生共同承担，医生个人边际成本小于医疗机构边际成本，而医生提高声誉的边际收益小于医疗机构边际收益。医疗机构声誉共用性诱导医生选择"搭便车"行为。因此，如果医疗机构缺乏维护声誉的动力，很难维护声誉的持久性，声誉机制发挥作用受阻。

　　医生声誉是一段时间内患者或者社会根据医生之前的医疗服务表现（服务水平、服务质量、收费等）对医生行为的综合评价，是医生的无形资产，医生声誉需要医生长时间大量投入才能建立。声誉具有脆弱性，声誉良好的医生更注重声誉的维护以获取长期收益，即维护声誉的自律对医生行为产生约束。医生声誉具有清晰的产权，医生执业行为对声誉造成的影响完全由自己承担，医生更有动力约束行为以维护个体声誉。例如，医疗机构的一些名医在提供医疗服务过程中，通常根据患者病情开出合理处方，不会因名气大而要"高价"。因为良好声誉积累不易，为追求长远利益，医生行医过程十分注重维护个体声誉。

## （二）信息有效传播是医疗服务供给主体声誉机制形成的前提

1. 信息传播过程对声誉机制形成的作用机理。声誉信息理论将声誉作为反映行为人历史记录与特征的信息。声誉信息在各个利益相关者间交换、传播，形成声誉信息流、声誉信息系统以及声誉信息网络，成为信息显示机制，有效限制信息扭曲、提高交易透明度，降低交易成本。麦考利（Macaulay，1963）在其关于商业关系合同订立的研究中，强调商号间信息交流能够替代正式合同以及法律体系，商号间信息交流可降低搜寻成本，减少逆向选择。声誉信息流可替代法律意义上的合同实施，使声誉效应超越双边机制，提升市场效率。米尔格罗姆等（Milgrom et al.，1990）认为声誉信息流可突破地理限制，帮助人们选择可信任的合作对象。声誉系统是一种信号发送机制，也是一种信号甄别和信号搜寻机制。有些医疗服务质量信息患者较难识别，属于信用品信息，但患者可通过声誉机制的信号发送和甄别，减少具有信用品信息特征的医疗服务交易成本，提高市场效率。

信息有效传播是声誉机制激励约束相关主体的关键。信息经济学把信息定义为传递中的知识差。人们通过接受事物发出的信息认识该事物，将该事物区别于其他事物。[①] 信息传播学认为信息传播是指信息的传递和交流，是传播者通过传播媒介向受传者传递或交流信息的社会实践活动的全过程。经济学中信息传播模型是在不完全信息动态博弈中，代理人将信息传递给信息不完全的委托人的信息发送和接收过程。可借助信息传播模型构建医生声誉信息的动态传播过程，该过程主要包括传播者、传播媒介、传播内容、受传者四大要素，以及信息编码、信息译码、反馈和噪声四个环节，如图2-9所示。

---

① 司有和：《信息传播学》，重庆大学出版社2007年版，第8页。

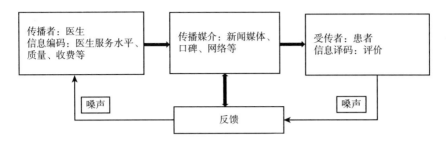

**图 2 - 9　医生声誉信息动态传播过程**

注：图中箭头所指方向均包括医疗服务质量等信息传播内容的传播。

　　从医生声誉信息传递过程可见，受传者即患者反馈对医生声誉机制的形成有重大影响，当患者发出反馈时就形成了新的信息传播过程。

　　2. 信息网络对医疗服务供给主体声誉形成的作用机理。根据声誉网络理论，声誉是通过人们间的口头交流，从而在社会网络中建立起来的。伯杰（Berger，1988）认为声誉是消费者网络口头交流的结果。声誉是社会机制的运作结果，机制中各利益群体是网络中的成员，通过不同的社会距离相互联系。而顾客可与市场中的其他消费者交流关于企业的信息，从而构成信息网络（Shenkar and Yuchtman - Yaar，1997）。信息传播是一种随机过程，这种过程是不完美的，不是所有的质量缺陷都以相同的速率在市场中被发现和交流，接收者接收信息也会被地理距离和差异化所制约。鉴于此，声誉有效性问题在声誉建立中值得关注。① 在医疗服务领域，患者或公共媒体可在现实中相互交流信息，也可通过互联网在网络社会中传播医生执业行为相关信息，声誉可超过其交易范围，突破时空限制，但社会中信息

————————

　　① Joel M. Podolny. A Status - Based Model of Market Competition. *American Journal of Sociology*, 1993，98（4）：829 - 872.

传播的有效性会影响医生声誉机制发挥作用。信息传播从人与人之间口头交流，到在社会中形成信息网络，信息传播效率提高有利于医生声誉机制信号发送，患者对医生的反馈与评价也通过信息网络影响医生声誉的形成。

### （三）不同经济社会环境下信息传播的有效性分析

不同经济社会环境下信息传播的途径与方式存在差异，信息传播有效性直接影响医疗服务供给主体声誉机制的形成。

1. 传统社会。在封闭的乡村社会，人们互相熟悉，属于熟人社会。乡村里的信息靠人际传播，通过口口相传而快速传播。乡村医生通常较注重名声，尽管医生数量少，在市场中处于优势地位，但他们还是选择保持良好执业行为以维护声誉。医生的良好声誉可在乡村很快传播，给医生带来长期收益。而一旦医生声誉受损，将会受到很大惩罚，因为很少再有村民选择信任他（她）。乡村里口口相传的声誉信息有效地激励和约束医生执业行为。传统社会下人们借助地缘关系，以最原始但有效的方式传播信息。

2. 现代社会。首先，在互联网引入前，随着改革开放不断深入，社会阶层流动渠道也不断拓宽，城市化进程也在加速。由于人口流动性很大，交易双方交易频率较低，双方互不相识，信息传播受阻。而传统传播媒介（如报纸、广播、电视电影等）在信息传播上有一定滞后性，信息传播效果被弱化，很难对不守信等有损声誉的行为施以惩罚措施。医生的服务对象流动性较大，其不守信行为就算被识别，也较难受到惩罚。这种环境下，医生更多追求短期收益，忽视建立维护个体声誉，声誉机制则较难发挥应有的作用。其次，在互联网引入后，互联网时代拓宽了信息传播的渠道和效率。互联网信息传播主体的平等性和广泛性，使信息传播更为广泛、迅速。信息传播渠道的开放性和信息传播内容共享性让人们可较便捷地使用互联网发布的信息。信息传播时空的同步性使信息能够第一时间快速有效传播。同时，网络也突破时空限制，使人们在更大范围内交流传播信息。① 在医疗服务领域，大量患者或社会媒体舆论利用互联网传播交流信息，打破地域范围界限，通过社会网络建立声誉信息网络，能够对医生声誉进行较客观评价。声誉网络的"溢出效应"使声誉信息传播超过原来的交易双方，影响范围更大、更广。信息网络中的声誉通过发送信号，帮助患者搜寻具有不同声誉的医生，并加以甄别，识别医生声誉的优劣。有效的信息传播可降低人们搜寻成本，缓解医生与患者间的信息不对称，减少信息扭曲，降低交易成本。

不同社会环境下传播媒介因素与反馈环节等存在很大差异，使医生建立维护声誉的动力大小不一，即信息传播效率直接影响医生声誉机制的建立和维护。

## 五、信息传播下市场声誉机制的激励约束作用：基于委托代理理论的分析

在信息不对称情况下，市场声誉机制可缓解信息不对称带来的逆向选择和道德风险问题。借助信息经济理论和博弈理论对此展开讨论。根据博弈理论，企业良好声誉是长期动态重复博弈中形成的。因为在多次重复博弈情况下，即使没有正式契约约束，经营者为了获取长期利益，也会因声誉等隐性激励制度进而约束自身的行为。② 在医疗服务市场中，患者去某医疗机构看病的次数可能有限，即不一定

---

① 齐浩：《互联网信息传播及规范治理》，《新闻爱好者》2011 年第 7 期。
② 胡晓雨：《不完全契约下的声誉激励机制》，《知识经济》2009 年第 4 期。

满足多次重复博弈条件，但声誉机制仍可发挥重要作用。因为在经济社会中，虽然患者到某医疗机构就医次数有限，但只要存在信息传播机制，如口口相传、网络评论等，医疗机构欺诈行为的信息在经济社会中的个体间传播开来，此时则满足多次重复博弈的条件，其他患者得知欺诈信息后就能够对非诚信经营的医疗机构实施惩罚，拒绝去该医疗机构就医，同样可激励医疗机构提供优良服务，维护良好声誉，进而减少因信息不对称导致的道德风险问题。因为患者通过信息传播可影响医疗机构声誉，并影响其他患者的就医选择，最终影响其收益，这在很大程度上降低了医疗服务供给方道德风险行为的可能性。因为以往的医疗服务供给行为在很大程度上影响医疗机构未来收入水平，医疗机构必须通过向患者提供满意的服务以维护良好声誉，从而提高未来收益。因此，作为一种有效的规范市场秩序的工具，声誉机制对于医疗机构行为起到重要的激励约束作用。

由于信息不对称和契约不完全，供求双方的交易通常建立在长期信任的基础之上，而这种信任的来源就是一定的良好声誉。[1] 声誉发挥作用的机理何在？根据声誉理论，在有限重复博弈中，只要博弈次数够多（交易次数够多），即使经营者不是合作类型（诚信经营），也会因为长期利益而致力于树立形象和维护声誉，从而提供更优质服务。声誉机制激励下，医疗机构考虑长远利益愿意放弃欺诈等非诚信经营带来的短期利益。

在多阶段重复博弈中，声誉机制可起到激励约束医疗机构（医生）道德风险行为的作用，因为上一阶段的声誉会直接影响下一阶段及以后阶段的效用。医疗机构（医生）如果在现阶段无视声誉，

---

① 郑志刚：《论企业的经济角色》，《经济评论》2003 年第 2 期。

损害患者利益，则其下期收益受损。因此，为了长期收益最大化，即使是非合作型医疗机构（医生）也有可能伪装成合作型医疗机构（医生），从而积极建立起良好声誉。根据声誉机制的形成过程，声誉机制作用的发挥需要一些基本条件：一是博弈是长期的，博弈次数足够多，医疗机构（医生）有长期利益可追求，才不会为短期利益而采取"机会主义"行为以追求短期利益。二是医疗机构（医生）不诚信的信息能够被患者及时观察到，且能够快速、准确地传播扩散。三是患者能够积极性惩罚实施不道德行为的医疗机构（医生），即患者有选择权，一旦发现欺诈行为，就不再选择该医疗机构（医生）就医。

为进一步说明声誉机制对医疗服务供给主体的激励约束作用，可借助委托代理理论分析声誉机制如何通过信息传播对医生执业行为产生引导作用。委托代理关系是指任何涉及非对称信息的交易，在交易中具有信息优势的一方为代理人，具有信息劣势的另一方为委托人。委托代理理论解决的是委托人如何根据观测到的信息来奖惩代理人，激励代理人选择最符合委托人利益的行为。在医患关系中，因为医疗服务信息的专业性使医生与患者间存在较严重信息不对称，医生比患者拥有更多信息，患者短时间也无法根据医疗结果准确判断医生执业行为，所以医患间存在委托代理关系。在中国医疗体制下，大部分医生就职于公立医疗机构，患者寻求医疗服务通常先选择医疗机构，再在医疗机构选择医生，形成了三层委托代理关系。第一层是患者与医疗机构的委托代理关系，患者是委托人，医院是代理人。第二层是医疗机构与医生的委托代理关系，医疗机构是委托人，医生是代理人。第三层是患者与医生的委托代理关系，患者是委托人，医生是代理人。由于中国私人诊所相对较少，多数情况下医患间都有三层委托代理关系。而在发达国家，由于私人诊所数量众多，患者通常直接与医生形成委托代理关系。

委托代理理论的一个基本模型能更好地分析声誉机制激励作用。模型假设患者与医生是直接委托代理关系。假设只有两个阶段，$t = 1, 2$，将医生的服务看作一种产品，则医生的生产函数为：

$$q_t = s_t + m + e_t, \quad t = 1, 2$$

其中，$q_t$ 为医生医疗服务产出，$s_t$ 为医生服务质量，$m$ 为医生执业水平（假定与时间无关），$e_t$ 是外生随机变量（如医疗技术或市场不确定性等）。$s_t$ 是医生私人信息，只能被医生观测到。$q_t$ 是医患双方共同信息，通过患者的医疗结果，双方都能观测到。$m$ 和 $e_t$ 服从正态分布，相互独立，均值 $Em = Ee_t = 0$，方差分别为 $\sigma_m^2$ 和 $\sigma_e^2$，随机变量 $e_1$ 和 $e_2$ 相互独立，即 $\text{cov}(e_1, e_2) = 0$。

进一步假设 $w_t$ 是医生的工资报酬，第一阶段医生只能拿固定工资，第二阶段的工资依赖于市场对医生执业水平 $m$ 的预期。$c(s_t)$ 是服务质量的负效用，医生服务质量越好，付出努力就越多，对医生而言则产生负效用。假设 $c(s_t)$ 是严格递增的凸函数，且 $c'(s_t) = 0$，假设医生是风险中性，且贴现率为 0。因此，医生的效用函数如下：

$$U = w_1 - c(s_1) + w_2 - c(s_2)$$

假设医疗服务市场是完全竞争市场，医生工资报酬等于预期产出：

$$w_1 = E(q_1) = E(s_1) = \bar{s}_1, \quad w_2 = E(q_2 | q_1)$$
$$E(q_2 | q_1) = E(s_2 | q_1) + E(m | q_1) + E(e_2 | q_1) = E(m | q_1)$$

其中，$\bar{s}_1$ 是市场对医生在时期 1 的服务质量的预期，$E(q_2 | q_1)$ 是在时期 1 的产出为 $q_1$ 的条件下对时期 2 的产出的预期。市场要根据 $q_1$ 来判

断 $m$，从而来决定第二阶段医生的工资 $w_2$。令 $\tau = \dfrac{\mathrm{var}(m)}{\mathrm{var}(m) + \mathrm{var}(e_1)} =$

$\dfrac{\sigma_m^2}{\sigma_m^2 + \sigma_e^2}$，$0 < \tau < 1$，则：

$$E(m \mid q_1) = (1 - \tau)E(m) + \tau(q_1 - \bar{s}_1) = \tau(q_1 - \bar{s}_1)$$
$$w_1 = \bar{s}_1, w_2 = \tau(q_1 - \bar{s}_1)$$

将 $w_1$ 和 $w_2$ 代入医生的效用函数：

$$U = \bar{s}_1 - c(m_1) + \tau(s_1 + m + e_1 - \bar{s}_1) - c(s_2)$$

效用最大化一阶条件为：

$$\frac{\partial U}{\partial s_1} = c'(s_1) + \tau = 0, c'(s_1) = \tau > 0 \Rightarrow s_1 > 0$$

其中，$\tau$ 反映了 $q_1$ 中包含的有关 $m$ 的信息，$\tau$ 越大，$q_1$ 包含的信息量就越多，声誉的效用就越强。[①]

通过上面模型可知，委托代理理论将信息与声誉相联系，信息有效传播使声誉机制通过发送信号激励约束医生执业行为。医生考虑未来收益，将会提高服务质量，约束自己的行为，医生选择建立声誉机制以获取长久利益。也就是说，信息的有效传播是解决委托代理问题的关键。通过模型可见，随着医生接近职业生涯的终结，市场声誉机制激励医生努力工作的作用变小，直到不努力工作成为最后一期医生的最优选择。为了避免医生在职业后期的道德风险，可考虑由第三方建立动态评估制度，选取关键指标来衡量医生的服务质量，将评估结果与医生退休后的利益相联系，在一定程度上可约束其执业行

---

① 张维迎：《博弈论与信息经济学》，上海人民出版社 2012 年版，第 145 页。

为。同时，这样的动态评估制度通过量化指标可更好地公开医生医疗服务信息，有利于医疗服务信息的有效传播，患者可利用这些信息更好地选择医疗机构和医生，促进医疗服务市场的健康有效发展。

另外，医疗服务市场中，患者作为委托人对代理人医生过去的行动无法观测完全，委托人也需要观察其对代理人集体过去的行动来做出选择。因此，代理人医生个人当期的激励不仅受到其过去行为的影响，也同样受到整个医疗机构集体过去所表现出声誉的影响。当患者无法观察到医生个体声誉时，此时集体声誉越高，患者对该集体内医生的医疗服务期望越高，其支付意愿也就越高。为维护集体声誉，医疗机构也会对集体内的医生进行监督。

综上分析，医患间较严重的信息不对称问题是医疗服务市场中存在较高交易成本的主要原因，声誉机制则在很大程度上有助于降低由此产生的交易成本，且市场声誉机制与管制间选择应以交易成本最小化为基本原则。医疗服务市场中信息传播在缓解医患间信息不对称性问题的同时，也为声誉机制的形成创造必要条件。也就是说，有效的信息传播对于医疗服务供给主体声誉机制的形成起到关键作用，而现代信息技术的发展极大地提升了信息传播效率，这对于借助声誉机制激励约束医疗服务供给主体行为具有重要的现实意义。

## 第三节　医疗服务供给主体声誉机制的市场秩序与政府管制

### 一、市场秩序中医疗服务供给主体声誉机制的实现路径

声誉属于无形资产，而且是一种稀有的、难以复制和模仿的无形资产，成为继价格竞争、质量竞争和服务竞争之后新的综合竞争因

素。医疗服务供给主体声誉形成过程也是投资过程，更多地表现为医疗服务供给主体运营中行为的积累（如良好的服务和质量等）。声誉本质上是行为主体在市场中通过长时间诚信经营而形成的良好形象和口碑，并非是由政府行政部门评级而赋予声誉主体等级的高低。这是因为，政府主导下的医院等级评审一方面较难真实全面反映医疗服务供给行为表现，另一方面还会对市场声誉的形成和作用产生挤出效应。

理论与实践证明，对声誉的投资可能会减少当期收益，但是本阶段投资所付出的成本，在下一阶段会由声誉带来的"溢价"得以补偿。① 而且随着生活水平的不断提高，人们越来越关注健康，更愿意为声誉付高价（溢价），医疗服务供给主体声誉价值将逐步提升。诚然，声誉的投资并非一蹴而就，而是一个动态的长期过程，且声誉作为社会资本的重要形式是在人际交流互动中形成的，结果可能为正也可能为负。因此，医疗机构（医生）为获得良好声誉则需要在每一次与患者接触过程中，提供优质医疗服务，赢得患者好评。随着良好口碑的逐步形成，并以各种形式在人群中扩散和传播，医疗机构（医生）良好声誉也逐渐形成。在声誉机制的作用下，医疗机构（医生）凭借良好声誉吸引更多患者就医，进一步激励医疗机构（医生）积极维护自身声誉从而获取长期收益最大化，形成良性循环；而声誉较差的医疗机构（医生）则会逐渐被市场淘汰，由此形成了优胜劣汰的市场秩序。需要注意的是，声誉的形成和强化是动态的，并非一成不变，是随患者对医疗机构（医生）综合评价的变化而变化。鉴于此，医疗机构（医生）必须对其声誉进行持续不断的维护和强化。

① 潘常刚、吕国营：《政府干预对市场声誉机制的挤出效应——中国医疗保障制度改革的逻辑》，《江西财经大学学报》2009 年第 4 期。

## 二、政府管制对医疗服务供给主体声誉机制的影响

必要的政府管制措施，如公平竞争环境的营造、违规违法行为的信息披露和有效惩罚等，会有助于市场声誉机制的建立。因为随着声誉信息传播和市场竞争的强化，患者可以通过服务质量信息做出合适的选择决策，此时，为了长远利益，医疗机构（医生）更愿意积极维护声誉。因此，有效的政府管制政策为声誉机制发挥作用提供了基础，但声誉机制的作用会随管制政策力度的加强而削弱，因为管制政策在边际上相当于用"基于制度的信任"取代"基于声誉的信任"，挤占了市场声誉机制发挥的空间。

### （一）政府管制与医疗服务供给主体声誉机制

政府管制政策对市场机制的运行及医疗服务供给主体行为产生影响，有必要结合政府管制政策环境研究医疗服务供给主体的声誉机制。

1. 医疗服务价格管制。医疗服务价格在一定程度上能传递有关医疗服务质量的信号。政府对医疗服务市场的价格管制体现在医生的医疗服务定价方面。一方面，医疗机构在一定范围内可以对医疗设备使用费、医用材料费以及药品等项目自行定价，这些项目占据医疗机构收入的很大部分，却并不能很好地反映医生的人力资本价值。此时医生可利用在医疗服务市场中的信息优势，利用这些项目为医疗机构创造收入，出现医生道德风险问题。另一方面，政府严格控制医生的医疗服务价格，而医生成为专家需要投入大量的人力和物力，但其收入与投入成本严重不对等，其人力资本价值被人为地低估，问诊医生的挂号费与治疗费与医生的人力资本价值差距过大，不符合市场定价原则。而政府在制定不同等级医疗机构的医疗服务价格时，采

用平均主义原则，不同等级医疗机构的医疗服务价格差距很小。如不同医院的挂号费，小医院医生与大医院专家的挂号费没有太大差距，这就导致患者在就医时，即使是小病也更倾向于选择医疗服务质量更好但价格相对便宜的大医院专家看病，而较少考虑是否有必要选择大医院专家看病。这必然产生医疗服务市场中小病挤占大医院医疗资源的结构性矛盾。医生收入受到政府控制，没有足够的经济激励提高自身医疗服务水平从而建立个人声誉机制，他们会选择"搭便车"行为，利用科室或医疗机构的声誉为自己牟取利益，个人声誉机制失灵。

2. 政府对医疗机构行政级别与医生职称的管制。在中国医疗服务领域，政府管制的重要内容是由卫生行政管理部门评定医院的行政级别和医生的职称，而医疗机构级别和医生职称的高低也是反映医疗机构声誉好坏的重要指标，同时不同级别的医疗机构在政策受益或者资源配置方面有很大差别。

按照中国《医院分级管理标准》规定，根据医院规模、科研方向、人才技术力量、医疗硬件设备等指标将中国的医院定为三级十等，医院经过评审，确定为三级，每级再划分为甲、乙、丙三等，其中三级医院增设特等级别。不同行政级别的医院享受的政策也完全不同。等级高的医院在高端设备配置、科研项目资源、政府政策支持等方面有明显优势，医院等级越高越能吸引更多优秀的医疗专业人才。这是因为，高等级的医院拥有丰富的设备资源以及患者资源等，更有利于医疗专业人才的职业发展。低级别的医疗机构为获得更好的发展就要争取更高的级别，但是级别由政府评定，而不是通过市场上的表现评判，所以部分医疗机构不愿花费大量时间精力提高医院服务质量，而是选择向政府部门寻租实现提高等级的目的。政府的行政干预使医疗机构有了寻租空间，使政府部门与医疗机构间形成设租和寻租的关系。但医疗机构寻租也需要一定成本支出，这些成本最终还是通过各种形式转嫁给患者。

另外，医生的临床职称级别分为住院医师、主治医师、副主任医师和主任医师。由于医疗服务市场中较严重的信息不对称，患者只能根据医院等级和医生职称评判医疗服务质量，患者认为级别越高则质量越好。患者评价对医生执业行为约束力不够，使医生失去获取患者良好口碑的动力，产生医生道德风险问题。

医疗机构等级和医生职称评定是医疗服务供给方声誉最重要的组成部分，但该声誉资产由政府部门行政授予，相对缺乏来自医疗服务市场中的患者评价。因此，患者对高等级医院和高级职称医生的信任主要建立在政府的信用，在一定程度上是政府信用为医疗机构（医生）背书。但政府对医疗服务供给主体声誉的评价（评定）会对市场声誉机制产生挤出效应。

### （二）政府过度管制对市场声誉机制的挤出效应

正如前文分析，政府管制与声誉机制的建立和维护有密切的关系。从需求方面来看，医疗服务供给方对声誉资产越不在意，政府对医疗服务供给方的管制就越强；从供给方面来看，政府管制的程度会影响声誉的供给，有效管制有利于声誉的建立，但是当管制超过一定程度时，政府管制越多，医疗机构（医生）越不在意声誉。

如图2-10所示，政府管制行为对制度环境产生一定影响，而医疗服务供给主体声誉信息传播与声誉机制作用的发挥需要一定的外部制度环境，政府对医疗服务市场的管制行为会影响声誉信息传播。政府通过强化信息披露管制，可提高医疗服务市场的透明度，让患者及时了解医疗服务质量，患者可以通过服务质量信息做出合理的就医选择。考虑到长远利益，医疗服务供给主体更愿意建立声誉机制，信息披露管制也有利于医疗服务供给主体声誉信息的传播，政府公信力使声誉信息传播更有效率，激励医疗服务供给主体提供高质量的医疗服务。①

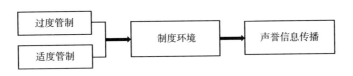

**图 2 - 10　管制制度对声誉信息传播的影响**

但是值得关注的是，医生在市场中通过建立个人声誉机制能够激励约束自身执业行为，为了长期收益会自律约束短期有损声誉的行为。但是，如果政府实施过度管制，则会对市场声誉机制产生挤出效应。目前中国政府对医院级别与医生职称评定的过度管制，使医院的声誉建立在政府行政评审和政策支持的基础上，医院为了获得声誉资产就必须向政府行政部门设置的标准靠拢。这种情况下，医疗机构与医生真正的消费主体即患者的体验与利益变得无足轻重，医生本应视为最重要的患者评价无法在市场中发挥作用，政府行政主导下的声誉评价削弱了供给主体建立市场声誉约束执业行为的动力，市场声誉机制被政府过度管制挤出。

## 第四节　医疗服务供给主体声誉评价信息供给模式

医疗服务市场较严重信息不对称等问题让医疗服务需求方面临

---

① 周小梅、田小丽：《医改背景下我国医疗机构声誉机制及其优化》，《经济研究参考》2021 年第 9 期。

选择的困难。在此约束下，人们通常会根据较易获得的医疗服务供给主体相关信息及熟人推荐进行选择，而这类"推荐"信息本质就是医疗服务供给主体声誉资本的体现。显然，医疗服务供给主体声誉评价信息供给有助于提高医疗服务市场运作效率。作为医疗服务供给主体声誉评价机构，可通过系列评估手段将复杂不可及的信息转化为简单且易获取的数据，并以其自身声誉以保证评价结果的可靠性，有效缓解信息不对称问题，提高医疗服务供给主体运营和患者就医选择效率。

## 一、医疗服务信息属性决定声誉评价信息供给的必要性

根据信息不完备程度，纳尔逊（Nelson，1970）将产品或服务信息属性分为搜寻品、经验品和信用品。显然，医疗服务由于其专业知识和经验的限制而具有信用品属性。一方面，医疗服务具有较强的技术垄断性，要求长时间专业学习和临床实践，因此在医疗服务提供前患者处于信息劣势地位，无法获取医疗服务相关准确信息；另一方面，即使在医疗服务提供后，由于医疗服务效果的滞后性，患者也可能无法对质量和效果做出明确判断。鉴于医疗服务信用品属性，拥有专业知识、处于信息优势地位的医疗服务供给主体可能在医疗服务提供过程中利用信息优势，诱导患者接受不必要的治疗或降低医疗服务质量，以谋求自身利益最大化。因此，有必要通过对医疗机构（医生）服务质量及服务提供能力的评价形成各级医疗机构（医生）声誉信息。真实有效的声誉评价信息可激励医疗机构加强内部管理、提升医疗服务质量，对医疗机构及医生机会主义行为进行一定的约束和规范。

## 二、医疗服务供给主体声誉评价信息供给对医患双方的影响机制

声誉竞争已成为企业竞争的新趋势，作为一种无形资产，声誉成

为推动企业发展的重要驱动力。① 在医疗服务市场上，医疗服务供给主体声誉评价信息将直接影响医患双方的决策行为。对患者而言，由于较难掌握医疗服务供给，以及医疗服务质量难以观测和衡量，患者往往会根据市场上现有的医疗服务供给主体的声誉信息做出就医选择；而对医疗服务供给主体而言，在医疗服务长期提供过程中，医疗机构（医生）有建立并维持良好声誉的动力以推动长期发展。

### （一）医疗服务供给主体声誉评价信息对患者行为的影响

医疗服务供给具有较强的专业性和技术性，患者往往对复杂繁多的医疗服务信息了解甚少，很难确定自己需要什么样的医疗服务，且较难判断医疗服务的质量和效果，同时由于很多医疗服务效果具有滞后性，患者在为医疗服务支付费用时通常并不知道该服务能够带来的确切效果，也无法对其成本效果进行判断。在信息缺失情况下，医疗机构（医生）声誉对患者选择的影响就显得格外重要，声誉越好的医疗机构（医生）越容易成为患者的就医选择。患者在选择时最先考虑的主要是两个因素：一是医疗机构的可靠性，即是否拥有提供安全有效的高水平医疗服务的能力以及是否拥有先进的医疗设备等；二是医生声誉，大量患者认为名医执业能力与服务水平更高，部分患者甚至可能愿意花费很高的时间和货币成本以获取名医提供的服务。② 显然，医疗机构（医生）服务信息成为患者就医选择的重要参考。

如果患者能获取医疗服务供给主体声誉信息，并能有效处理获取到的相关信息，市场上一旦出现低质量服务，患者则会对其给出低

---

① 黄新初、朱仁友：《声誉竞争与声誉管理：企业面临的新挑战》，《中国改革》1998 年第 5 期。

② 潘常刚：《医院声誉与患者就医行为》，《卫生经济研究》2006 年第 8 期。

质量的反馈且拒绝接受该服务，同时该医疗服务供给方的不良声誉将传递到市场上其他患者处，从长期来看，最终导致该医疗服务供给主体所提供的医疗服务无人问津。也就是说，患者在医疗服务市场的"用脚"投票可激励医疗服务供给主体提供优质、高效的医疗服务。而如果医疗服务供给主体声誉信息在传递过程中存在障碍，且患者无法有效处理获取到的相关信息，市场上出现的低质量服务则无法立即被患者识别。诚然，尽管患者未能识别医疗服务低质量特征，但在接受相应医疗服务后可凭经验感知服务的低质量，则会在将来拒绝再次接受该医疗服务。可见，医疗服务供给主体声誉评价信息供给直接影响患者选择就医的效率。

**（二）声誉评价信息对医疗服务供给主体行为的影响**

无论是医疗机构还是医生，良好声誉对其长期持续发展都有重要影响。因此，声誉评价信息的有效性在引导医疗机构（医生）行为方面起到关键作用。

如果医疗服务质量随着医疗服务供给主体投入增加而提高，而同一类医疗服务可由多个医疗服务供给主体提供，则对于同一类医疗服务，医疗服务供给主体投入不同就会导致其服务质量存在差异，也就是说，高投入代表高质量医疗服务，而低投入则代表低质量医疗服务。在医疗服务市场上，只有当提供高质量服务增加成本能够被价格弥补时，医疗服务供给主体才会选择继续提供高质量医疗服务。当医疗服务供给主体声誉信息在医疗服务市场上能够被有效提供时，患者可通过医疗服务价格之外的信息判断医疗服务质量，进而做出就医选择并愿意为该医疗服务支付高于市场平均值的价格，这就使得医疗服务供给主体提供高质量服务的成本能够得到补偿，从而激励医疗服务供给主体继续提供高质量医疗服务，且有动力建立和维持良好声誉。反之，当医疗服务供给主体声誉信息在医疗服务市场上未被有效提供时，处于信息优势的医疗服务供给主体则会有机会主义行为倾向，试图提供低质量服务以降低成本并提高收益。但当患者多次接受低质量医疗服务后，会有部分从中获取经验，并拒绝再次到此就医，转向其他医疗服务供给主体。显然，医疗服务供给主体声誉评价信息供给可有效激励约束医疗机构（医生）行为。

### 三、医疗服务供给主体声誉评价信息供给模式：政府与第三方评价机构

#### （一）医疗服务供给主体声誉评价信息政府供给

1. 政府主导医疗服务供给主体声誉评价信息供给。当医疗服务供给主体声誉评价信息已被提供时，增加消费者获取和使用此类信息不会增加额外成本，即医疗服务供给主体声誉评价信息的边际成本为零；而任何消费者获取和使用医疗服务供给主体声誉信息，都不会影响其他消费者获取和使用此类信息，即医疗服务供给主体声誉信息边际拥挤成本为零。因此，医疗服务供给主体声誉信息具有非竞争性。同时，当医疗服务供给主体声誉信息被提供时，所有消费者都可通过一定途径获取和使用此类信息，而无法将任何消费者排除在外，这表明医疗服务供给主体声誉评价信息具有非排他性。也就是说，医疗服务供给主体声誉评价信息生成后具有非竞争性和非排他性，具有共用品属性，这为政府主导医疗服务供给主体声誉评价信息供给提供了依据。诚然，政府管制机构公信力也为其在披露医疗服务供给主体声誉评价信息方面提供了应有的优势。① 这是因为，政府的

---

① 周小梅、杨洋歆晨：《食品质量安全信息供给——政府 vs 第三方认证机构》，《价格理论与实践》2018 年第 9 期。

医疗服务供给主体声誉评价具有强制性和权威性，政府部门可通过制定有关法律将评价程序法制化，强制要求各医疗服务供给主体参与评价，发挥评价过程对医疗服务供给主体提升服务质量的激励作用。

2. 政府主导医疗服务供给主体声誉评价信息供给的局限性。尽管医疗服务供给主体声誉评价信息具有共用品属性为政府主导信息供给提供了依据，但政府主导信息供给存在评价缺乏公平性、评价指标设置不合理以及激励约束作用弱等不可忽视的局限性。政府主导声誉评价信息供给局限性的具体分析详见本书第五章的内容。

### （二）医疗服务供给主体声誉评价信息第三方供给的必然性

面对政府主导医疗服务供给主体声誉评价制度存在的问题，一批独立于政府部门和医疗机构之外的组织机构发展起来，对医疗机构进行第三方评价。绩效评价理论将经济主体对机构组织的评价分为三级：第一级为组织机构对自身评价的第一方评价；第二级为机构组织内部上级对下级评价的第二方评价，这两种评价方式属于机构组织的内部评价；第三级为独立的第三方外部组织对机构组织进行评价的第三方评价。[①] 第三方评价模式在医疗机构声誉评价信息供给中具有评价指标的科学性、评价结果的公平性和专业性等不可忽略的优越性，具体分析详见本书第五章的内容。

综合制度经济理论、声誉理论和信息经济理论的分析发现，与一般产品和服务相比，医疗服务市场从医疗服务属性、服务支付以及服务提供和竞争等方面都表现出比较复杂的交易特征，尤其是医患间较严重的信息不对称导致医疗服务市场中存在较高的交易成本。一

---

① 张开宁等：《医院服务满意度评价的文献研究》，《中国医院》2017 年第 9 期。

方面，声誉机制有助于降低由于信息不对称产生的交易成本；另一方面，声誉机制运行的有效性又依赖于不同制度安排决定的交易成本。也就是说，交易成本最小化是市场声誉机制与政府管制机制间选择的基本原则。值得关注的是，医疗服务市场中信息的有效传播有助于缓解医患间信息不对称，或者说，信息有效传播是声誉机制激励约束相关主体的关键，也是医疗服务供给主体声誉机制形成的前提。不同经济社会环境下信息传播的途径与方式存在差异，信息传播的有效性直接影响医患双方的决策行为，以及医疗服务供给主体声誉机制的形成。尽管声誉评价信息的共用性是政府从事医疗服务供给主体声誉评价的理由，但面对政府主导声誉评价的局限，为提高医疗服务供给主体声誉评价信息供给效率和质量，鼓励第三方评价机构的发展有其必然性。

# 第三章 中国医疗服务供给主体声誉机制形成的制度背景

制度体系是有效发挥医疗服务供给主体声誉激励约束机制的基础。多年来，中国医疗体制改革在曲折中前进。本章分析中国医疗服务业改革进展，并对目前医改存在的问题进行深入的剖析，为研究医疗服务供给主体声誉机制形成提供制度背景。

## 第一节 医疗服务业改革进程

管制体制、公立医疗机构产权、民间资本进入、医师执业模式以及医疗服务价格管制等决定医疗服务供给主体声誉机制形成的制度背景，而这些正是中国医疗服务业改革的主要内容。

### 一、"管办分离"改革重构医疗服务业管制体制[①]

医改政策不断促进公立医疗机构产权改革并鼓励民营医疗机构进入。面对不断开放的医疗服务市场，政府必须改革"管办合一"

---

① 周小梅、刘建玲：《我国医疗服务业改革进展、问题与展望》，《价格理论与实践》2018 年第 5 期。

的传统体制。鉴于此，医改重要内容是让政府从"运动员"转变为"裁判员"。目前中国各地医疗服务业基本进行了"管办分离"改革。自2005年开始，北京、上海、苏州、无锡等城市或地区开展"管办分离"试点。"管办分离"改革模式大同小异，其中苏州的"管办分离"是通过建立独立于卫生局之外但隶属于市政府的医疗管理中心，代替政府对医院履行出资人职责，医院院长由医疗管理中心主持公开向社会招聘，医院成立理事会，理事会成员由医院领导集团构成，医院对其自身的经营决策、人事变动、激励政策、业务活动、收入分配、费用管理拥有自主权，院长作为医院的法人代表对医院经营活动与行为负责。也就是说，实现"管办分离"后，医疗管理中心承担办医院功能，而卫生主管部门职能则向管制转变，管制内容主要包括对医院的资产、财务、服务质量、收费、合法性以及招标采购、完成政府指令性任务进行监督。卫生主管部门负责对医院进行考核，从而评价医疗管理中心绩效，并且还要根据对公立医院的考核评价作为向医疗管理中心发放财政补贴的依据。2009年，镇江市"管办分离"改革实行的是大卫生体制内的管办分开，不再另行设立新的公立医院办医机构或管理机构，而是由市卫生行政部门继续履行公立医院出资人的职责，在市卫生部门内部设立专门的处室分别履行出资人和行业管制的职责。继续履行出资人职责的基础上，市卫生行政部门组建两大医疗集团，并构建集团的法人治理机制。2016年，中山市卫计局成立中山市公立医院管理委员会，市医管委下设中山市公立医院管理中心作为办事机构。市医管中心则根据市政府和市医管委的授权，对所属公立医院的资产、财务、人事、薪酬、绩效、管理目标、财政投入等进行监管，推进公立医院综合体制改革。而靖江、威海、泰州、宿迁、南通、遵义、三亚和福州等地均在2016年通过成立公立医院管理委员会实现"管办分离"的医疗管理体制改革。通过"管办分离"改革，中立的政府管制机构在履行管制职能时可对不同性质医疗机构一视同仁，营造公平的市场竞争环境。

## 二、公立医疗机构改革

声誉属于医疗服务供给主体的无形资产，因此医疗机构产权对于声誉价值具有重要影响。中国医疗服务供给体系形成于20世纪50年代计划经济体制下，主要由全民所有和集体所有的医疗机构组成。计划经济时期形成的医疗服务供给体系存在产权界定不清，产权主体虚位，以及公立医院行政垄断等问题。中国公立医院改革始终是医改的核心内容。

公有制医疗体制作为一种制度，在中国曾经取得了一定的社会效益，但也由此带来了一些问题，如公立医疗机构负担过重、资源利用效率低下等，阻碍医疗服务业的发展。中国公立医疗机构改革主要是为了解决公立医疗机构法人治理机制不完善和运行机制不健全而导致的权责不清、效率低下以及公众满意度低等问题，主要表现为公立医疗机构委托代理问题。

中国公立医疗机构的委托代理关系具有多层次、复杂性等特点。如图3-1所示，可分为三个层次，多层级系统委托代理的特征表现为：激励成本和信息成本较高，监督效率较低。而且委托代理层级越多、范围越大，协调谈判和监督费用也就越高，如果监督成本超委托人承受能力，委托人就可能弱化监督甚至放弃监督，从而导致"内部控制人"严重。① 在此则主要讨论直接影响医疗机构声誉的第三层

---

① 江龙：《国有产权监督论——基于政府经济效率的分析》，广东教育出版社2016年版，第52页。

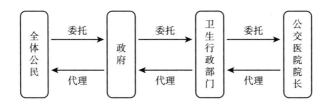

**图 3 - 1　公立医院的委托代理关系**

委托代理，卫生行政部门为委托者，公立医院院长为代理者。

　　根据组织管理原则，院长应该向任命主体负责，任命主体由此获得医院的控制权。但现实中，由于政府很难监控院长所拥有的经济控制权和收益支配权，国家是名义上的资产拥有者，但实际上，公立医院的院长掌控经营方向、内部管理以及资产处置等实际权利。公立医院院长具有行政和经济双重身份。一方面，政府为了通过行政控制权对院长进行约束，采取行政直接任免，且具有行政级别；另一方面，院长作为公立医院管理者，对医院拥有经济控制权。鉴于双重身份，作为委托人的政府与作为代理人的院长间也存在多任务委托代理关系。委托人要求代理人完成两类任务：公益性任务和经营性任务。公益性是指为公众提供低价的基本医疗服务；经营性是指医院的良好运营实现国有资产保值增值。但政府赋予公立医院的双重任务彼此有冲突。由此造成所有者对经营者进行考核的指标不清晰，客观上为经营者损害所有者利益创造了条件。

　　为适应经济形势的需要，20 世纪 80 年代，政府开始对公立医院进行产权改革，建立健全以法人治理结构为核心，两权分离的现代产权制度，如股份合作制、组建医院集团、托管制、公司制改造等形式。公立医院产权改革是适应社会主义市场经济的必然要求，也是改善医疗机构声誉机制的需要。2000 年城镇医药卫生体制改革启动后，部分地方开始尝试公立医疗机构改革试点。产权改革主要是让医疗机构经营权与所有权分离，改革医疗服务业单一产权结构，形成以公有为主，多种所有制共同发展的多样化产权结构。公立医疗机构产权改革过程中出现托管制、股份制、股份合作制、组建医疗集团等模式。

1. 托管制。托管制是指卫生主管部门将经营效益差、管理和医护水平不高且缺乏资金的公立医院，全权委托给具有较高管理和医护水平的大医院或者医疗管理公司托管经营，实现所有权与经营权分离。由于托管制未涉及公立医院所有权变更，因此医院产权仍不明晰，存在受托方积极性不高，新委托代理关系中的道德风险问题。如何对受托方进行有效控制，如何平衡托管者与经营者间的利益成为托管制的关键问题。

2. 股份制。对公立医院进行股份制改制有两种形式：一是将公立医院产权通过公开招标、协议转让、拍卖等方式整体转让，实现公立医院民营化；二是吸收社会资本将产权部分转让，实现产权多样化。股份制改革最典型的是 2001 年江苏省宿迁 134 所乡镇以上的公立医院进行产权整体转让的改革，实现公立医院民营化，之后又有多家公立医院进行产权部分转让的尝试。股份制改革触及所有权的改制，通过吸收社会资本解决公立医院资金不足难以提供高质量医疗服务的问题，减轻了财政压力，产权结构多样化增强了医疗服务市场的竞争，促进了医疗机构进行管理方面的创新，提高了医务人员工作积极性的同时也改善了服务质量。

3. 股份合作制。股份合作制指只允许医院职工以自身的劳动或者资金出资入股形成的一种合资又合劳的经营模式。该模式赋予直接经营医院的职工股权，调动医务人员积极性，提高了服务效率。医院以扩股方式吸收医疗人才，提高医疗服务质量。但股份合作制的资金募集渠道狭窄，社会资本进入受限，募集资金有限，制约了医疗机构提高医疗服务供给能力。

4. 医疗集团模式。医疗集团是指多个医疗机构进行上下级联合，形成"医联体"，在检查、治疗等业务方面进行协作。医疗机构间联合方式包括不进行资产重组，仅是业务合作形式上的联合，还有对联合体内的资产进行兼并重组，资源再配置的彻底联合。医疗机构间形成稳定合作的医疗服务链，有利于通过医联体内部的有效合作将病源进行合理分流，且医联体声誉优势有助于引导患者提高对基层医疗机构的需求，改善大型公立医院拥挤而基层医疗机构冷清的局面，提高医疗资源利用效率。但该模式也存在一些问题，如一家大医院与多家同级或下级医院进行联合，形成区域垄断，在一定程度上削弱了医疗机构间的竞争。

近年来，公立医院产权改革不断深化。2018 年 12 月卫健委发布《关于开展建立健全现代医院管理制度试点的通知》，遴选确定 148 家医院作为建立健全现代医院管理制度的试点医院。伴随公立医院产权体制改革，公立医院逐渐向自负盈亏的经营模式转变。但目前政府依然保持对定价机制的控制，包括医药价格管制和医疗服务价格管制。截至 2018 年，政府财政补贴占公立医院总收入的 10% 左右，[①]公立医院收入补偿机制难以维持。虽然价格管制降低了次均诊疗费用，但由于信息不对称问题未得到根本解决，医院仍可通过诱导需求增加医院盈利和医务人员收入，如医院通过增加患者检查项目，使用

---

① 国家卫生健康委员会：《2018 年财政补助公立医院 2705 亿元》，《中国医院院长》，2019 年 6 月 15 日，http：//www. thecover. cn/news/2097248。

高价检查设备。其结果是，药品费用虽然降低了，但总医疗费用却没有降低。公立医院为了维持生存，则很难履行政府要求的公益性任务，反而倾向于提供无效的过度医疗。再加上公立医院院长并没有剩余索取权，缺乏投资的激励与动力。而院长薪酬与行政级别直接关联，因而职务升迁等成为院长的首要目标，且院长任期普遍较短。[①]这种情况下，公立医院院长则可能出现损害患者利益的短期行为，因此需要设计各种机制监督和约束公立医院院长行为。在一定条件下，声誉机制可以成为一种成本更低且更有效的约束激励机制。

### 三、民营医疗机构进入与发展

#### （一）政府鼓励民营医疗机构发展的政策

中国民营医疗机构通常是指由个人或者社会出资设立的医疗机构。按经济类型，民营医疗机构是国有和集体以外的医疗机构，包括联营、股份合作、私营、港澳台投资和外国投资等医疗机构。[②] 其经营性质大部分为营利性机构，少数为非营利性机构。中国30多年医改实践充分肯定了民营医疗机构在医疗服务业中的重要作用。民营医疗机构进入医疗服务市场，不仅可弥补医疗服务供给不足，且可通过促进竞争提高医疗机构运营效率。因此，政府不断出台各种政策鼓励民营医疗机构进入与发展。

2001年，政府颁布医疗机构分类管理制度，明确了营利性医疗机构的合法地位。2009年3月，中共中央国务院颁布《关于深化医药卫生体制改革的意见》，启动新一轮医改，鼓励和引导社会资本进

---

① 据《事业单位领导人员管理暂行规定》，公立医院院长每个任期一般为3~5年，在同一岗位连续任职一般不超过10年。

② 根据《2019中国卫生健康统计年鉴》分类定义。

入医疗服务领域，通过社会办医促进形成多元办医格局。2019 年 6 月 10 日，国家卫健委、国家发改委、国家医保局等十部门联合印发了《关于促进社会办医持续健康规范发展的意见》，要求严格控制公立医院数量和规模，为社会办医留足发展空间；社会办医可按规定申请认定高新技术企业，享受相应税收优惠；社会办医卫生技术人员平等参与职称评审。可见，政府政策逐渐放松对民营医疗机构的管制，为民营医疗机构的发展扫除体制性障碍。①

在政府放松进入管制政策激励下，中国民营医疗机构发展迅速，民营医疗机构数量不断增长，成为医疗服务体系的重要组成部分。截至 2020 年底，中国医院 3.5 万个，其中公立医院 1.2 万个，民营医院 2.3 万个，民营医院的数量远超公立医院。② 民营医院的规模扩张在一定程度上削弱了公立医院的垄断地位，这对于深化医药卫生体制改革、提高医疗服务可及性、缓解公众"看病难"具有重要意义。除此之外，民营医疗机构的进入与发展对医疗机构市场声誉机制也有一定的积极影响。

**（二）民营医疗机构的优势与劣势**

与公立医疗机构相比，目前民营医疗机构竞争力相对较弱。但民营医疗机构产权清晰，管理体制灵活，经营者产权激励效果明显，更有动力建立和维护声誉。其优势体现在以下几方面：其一，产权清晰让民营医疗机构有动力建立和维护声誉。中国民营医疗机构产权清晰，法人结构完善，注重内部管理。医疗机构所有者与资产收益权有

---

① 顾昕：《推进公立医院治理创新 清除民营医院发展的体制性障碍》，《行政管理改革》2017 年第 4 期。

② 《中华人民共和国 2020 年国民经济和社会发展统计公报》，中华人民共和国中央人民政府网：http://www.gov.cn/xinwen/2021-02/28/content_5589283.htm，2021 年 2 月 28 日。

直接关系，一般聘请高级职业经理人作为管理者，赋予其医疗机构部分股权或让管理者薪酬与其管理绩效挂钩，这使得管理者有充足动力不断改善经营管理。因此，部分民营医疗机构积极引进先进管理模式，逐步摸索出有效的管理模式，强调以患者为中心，主动改善患者就医体验，为患者提供多层次、多样化、差异化的医疗服务，达到维护医疗机构良好声誉的目的。其二，民营医疗机构灵活的体制为建立和维护声誉提供了条件。在经营方式上，民营医疗机构可根据患者需求和市场变化及时调整服务项目和服务价格，以达到提高患者满意度的目的。面对公立医疗机构主导市场的格局，部分民营医疗机构选择公立医疗机构目前发展还不成熟、进入门槛较低的专科领域进行拓展，形成了品牌声誉，获得了市场认可。如爱尔眼科医院、民生耳鼻喉医院、拜尔口腔医院等。但总体而言，目前中国民营医疗机构面临发展困境，民营医疗机构的发展仍面临资金、土地、税收、人才等要素限制。[①] 尤其是面对公立医疗机构等级声誉壁垒，民营医疗机构对公立医疗机构很难构成实质上的竞争压力，医疗机构的市场声誉机制难以建立。

**（三）互联网技术、医疗服务需求及政府支持政策促进互联网医疗快速发展**

互联网医疗是互联网与医疗服务业融合的产物，包括以互联网为载体和技术手段的健康教育、医疗信息查询、电子健康档案、疾病风险评估、在线疾病咨询、电子处方、远程会诊及远程治疗和康复等多种形式医疗发展模式。近年来，在互联网技术、医疗服务需求及政

---

① 丁姿：《我国医疗服务供给方式的变迁与改革路径》，《宏观经济管理》2016 年第 3 期。

府政策促进下，互联网医疗发展迅速。

1. 科技进步为互联网医疗的进一步发展提供了技术支撑。大数据、云计算、人工智能等新技术的发展和应用，极大地促进了医疗健康领域的变革，使远程医疗、慢病监测、在线医疗、即时配送等成为可能，进而打造线上线下一体化，高效快捷的就医体验。随着 5G 技术的应用，高速率传输数据、高清实时远程会诊、低时延远程手术治疗，将为很多"互联网＋医疗健康"的应用提供更多、更快的解决方案。快速增加的移动互联网用户也为互联网医疗提供了用户基础。

2. 医疗需求增加刺激互联网医疗规模不断扩大。随着中国社会经济的发展，城乡居民可支配收入不断增加，人们的健康意识逐步提高，以及人口老龄化程度正在加速。此时互联网医疗应运而生，因为互联网医疗可最大限度上利用医疗服务资源和医师资源，提高医疗服务资源利用效率，增加医疗服务有效供给，使人们足不出户就可享受到高质量的基础医疗服务。尤其是 2020 年初以来，受新冠肺炎疫情影响，医疗资源紧张，居家隔离政策以及考虑到外出就医感染的风险，越来越多的人开始接触互联网诊疗，如在线问诊和送药上门等。广大用户的互联网医疗使用习惯被逐渐培养起来，互联网医疗需求将进一步扩大。

3. 政府不断出台政策鼓励互联网医疗发展。自 2016 年"健康中国"战略推出以来，政府颁布系列政策支持"互联网＋医疗健康"的发展。2017 年 1 月，国家卫计委发布《"十三五"全国卫生计生人才发展规划》提出，可兼职兼薪等措施，提高医护人员待遇。"互联网＋医疗"平台不受时空限制，无疑是医护人员理想的"兼职兼薪"渠道。近年来，政府不断发布"互联网＋医疗健康"行业的支持政策，为互联网医疗的发展提供了强有力的支撑。2018 年 4 月，国务院印发《关于促进"互联网+医疗健康"发展的意见》，允许依托医疗机构发展互联网医院，允许在线开具部分常见病、慢性病处方，确定了互联网诊疗的合法地位。从2018年起，全国多地区已陆续开展"互联网+医疗"的建设。例如，山东省政府印发《山东省推进"互联网+医疗健康"示范省建设行动计划（2019-2020年)》，提出结算支付、药品供应、公共卫生管理、医疗健康大数据等方面的七大任务。天津、江苏、浙江、安徽、福建、湖北、广东、四川、贵州和山东等多个省份签署共建"互联网+医疗健康"示范省协议，互联网医疗机制在多地实施，代表着中国互联网医疗进入高速发展时期。政府政策的支持为互联网医疗的发展提供了基础，将推动互联网医疗更好更快发展。2018~2019年，政府发布的互联网医疗政策汇总如表3-1所示。

表3-1　　　　中国互联网医疗政策汇总（2018~2019年）

| 发布时间 | 发布单位 | 政策名称 | 政策分析 |
|---|---|---|---|
| 2018年4月 | 国务院办公厅 | 《关于促进"互联网+医疗健康"发展的意见》 | 鼓励医疗机构应用互联网等信息技术拓展医疗服务空间和内容，构建覆盖诊前、诊中、诊后的线上线下一体化医疗服务模式。加快实现医疗资源上下贯通、信息互通共享、业务高效协同 |
| 2018年9月 | 国家卫健委 | 《互联网医院管理办法（试行）》《互联网诊疗管理办法（试行）》《远程医疗服务管理规范（试行）》 | 进一步贯彻落实《国务院办公厅关于促进"互联网+医疗健康"发展的意见》有关要求，规范互联网诊疗行为，发挥远程医疗服务积极作用，提高医疗服务效率，保证医疗质量和医疗安全 |

续表

| 发布时间 | 发布单位 | 政策名称 | 政策分析 |
|---|---|---|---|
| 2019 年 6 月 | 国务院办公厅 | 《深化医药卫生体制改革2019 年重点工作任务》 | 提出要制定互联网诊疗收费和医保支付的政策文件，组织开展"互联网＋医疗健康"省级示范区建设，支持先行先试、积累经验 |
| 2019 年 6 月 | 国家卫健委、国家发改委等 10 部门 | 《关于促进社会办医持续健康规范发展的意见》 | 支持社会办医发展"互联网＋医疗健康"，支持社会办医之间通过"互联网＋"开展跨区域医疗协作 |
| 2019 年 8 月 | 国家医疗保障局 | 《关于完善"互联网＋"医疗服务价格和医保支付政策的指导意见》 | 呈现了"互联网＋"医疗服务从立项到收费再到医保支付的全链条内容；对于公立医疗机构、非公医疗机构及相关医保部门，文件划定了执行范围 |
| 2019 年 9 月 | 发改委等 21 部委 | 《促进健康产业高质量发展行动纲要（2019－2022 年)》 | 提出要实施"互联网＋医疗健康"提升工程，加快推动健康产业发展，促进形成内涵丰富、结构合理的健康产业体系 |

4. 互联网医疗发展现状与趋势。中国互联网医疗源于 20 世纪 80年代开始的医院流程电子化，经历了较长的探索期。2011 年以前，互联网医疗的业务主要是在网上提供医药健康信息咨询，如寻医问药网、好大夫在线等。2011 年后，互联网医疗开始进入轻问诊模式，如百度医生、春雨医生等。2014 年以来，互联网医疗开始迅速生长，涌现一批互联网医疗服务平台，如平安好医生、春雨医生、好大夫在线、阿里健康等。

2019 年 2 月，中国互联网络发展中心（CNNIC）发表了第 43 次

《中国互联网络发展状况统计报告》，CNNIC 持续跟进中国互联网发展进程。根据报告，截至 2018 年 12 月，中国网民规模达 8.29 亿人，全年新增网民 5653 万人，互联网普及率为 59.6%，较 2017 年底提升 3.8%。手机网民规模达 8.17 亿人，全年新增手机网民 6433 万人。农村网民规模达 2.22 亿人，占整体网民的 26.7%，较 2017 年底增加 1291 万人，增长率为 6.2%；农村地区互联网普及率为 38.4%，较 2017 年底提升 3.0%。①

由此可见，随着互联网技术与社会经济的不断发展，近年来中国网民规模不断扩大，互联网普及率也在不断上升，互联网医疗也在不断发展。

根据图 3-2 数据表明，中国互联网医疗市场规模不断扩大，从 2015 年的 498.2 亿元到 2019 年的 1336.88 亿元，每年以递增速度增长。互联网医疗正处于快速发展时期，"互联网＋医疗健康"正成为国家"健康中国"的重要一步。随着互联网医疗市场规模的不断扩大，互联网医疗产业链已逐步成形，互联网医疗平台竞争从争夺流量转移到了扩张医疗资源。互联网医疗平台利用互联网与大数据的技术，提供问诊、药物咨询、挂号等服务，吸纳了大量的医生加入互联网医疗平台。如"百度医生""好大夫在线""挂号网"等，这些在线医疗平台逐步被大众所接受。各个互联网医疗平台汇聚了大量的重点医疗机构、科室和医生，医生可以通过互联网医疗平台得到应有的报酬。

---

① 中国互联网络信息中心，《中国互联网络发展状况统计报告》，http：//cnnic.cn/hlw-fzyj/hlwxzbg/hlwtjbg/201902/t20190228_70645.htm。

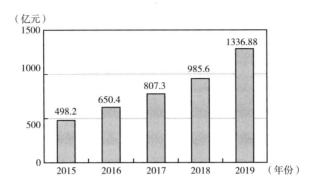

**图 3 - 2　中国互联网医疗市场规模（2015～2019）**

资料来源：前瞻产业研究院，https：//www.qianzhan.com/analyst/detail/220/201231 -644b9dc3. html。

互联网的发展加快了医疗健康专业信息的普及，互联网医疗平台也成了患者获取、交换与传播医疗服务信息的重要场所。互联网的发展为人们获取专业的医疗健康信息提供便利，促进了互联网医疗的发展。2019 年 6 月，工信部正式发放 5G 商用牌照，5G 的应用将为化解医疗资源不平衡、满足医疗服务需求起到重要作用，在很大程度上拓展医疗健康服务的空间和内容。

从新成立的互联网医院数量看，2016～2018 年，每年新增互联网医院不超过 100 家。2019 年以来，互联网医院建设快速增长。截至 2020 年 9 月，全国已上线互联网医院超 600 家，"互联网 + 医疗健康"的政策体系基本建立，行业发展态势良好。中国互联网医院的发展趋势如图 3 - 3 所示。

## 四、医师执业模式改革

中国医疗资源配置不均，一方面，公立医疗机构凭借优势垄断大多数优质医疗服务资源，高端医学人才集中在公立大医院，而基层医院相对缺乏高端医学人才；另一方面，民营医疗机构缺乏人才很难与

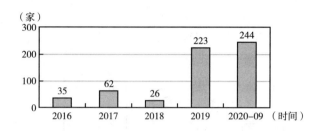

**图 3-3 中国新成立互联网医院数量（2016 年至 2020 年 9 月）**

资料来源：前瞻产业研究院，https://www.qianzhan.com/analyst/detail/220/201231-644b9dc3. html。

公立医疗机构间形成竞争。近年来，政府促进医师多点执业的政策对于医师资源有效配置起到重要作用。2009 年的《关于深化医药卫生体制改革的意见》提出，要"稳步推动医务人员合理交流，研究探索注册医师多点执业"，指出通过引导一般诊疗下沉到基层，逐步实现社区首诊、分级医疗和双向转诊。同年，原国家卫计委发布的《关于医师多点执业有关问题的通知》中首次对医师多点执业进行定义并规定了具体操作模式，2010 年扩大多点执业试点范围，2011 年将多点执业范围扩大至全国所有省份。2014 年，国家发改委与原国家卫计委联合下发《关于推进和规范医师多点执业的若干意见》，明确指出医师多点执业条件、程序、人事制度以及医疗责任方面的指导意见等。但由于相关政策不完善，多点执业具体实施存在诸多障碍。2017 年，原国家卫计委正式发布《医师执业注册管理办法》，明确表示"其他执业机构进行备案，执业机构数量不受限制"，提出建立区域注册制度、电子注册制度和医师退出机制，且实行医师注册内容公开制度和查询制度。医师由"定点行医"向"多点执业"转变。

## 五、医疗服务价格管制改革

价格形成机制对于医疗服务资源配置起到至关重要的作用，因此医改不能回避价格改革。但是，长期受计划经济体制影响，目前中国政府对医疗服务价格仍实行较严格管制。改革开放初期，在医疗服务价格受到严格控制下，导致医疗机构提供服务越多亏损越多，全国医院亏损从 1979 年的 5.8 亿元上升到 1984 年的 9.5 亿元。[①] 面对医疗机构的亏损，政府本应增加对医疗服务领域的财政投入，但在财政压力下，财政补助从原来的全额补助经历了差额补助，再到定额补助，最后主要靠医疗机构自负盈亏。为弥补医院亏损，1985 年政府允许医疗机构对一些新服务和高新技术按成本定价，虽然这一措施缩小了医院当时亏损缺口，但却导致医院借此机会大量采购设备，提供高新技术服务，一定程度上造成医疗资源的浪费。为此，政府通过调整价格提高了医疗机构的收入/支出比，这个过程中，政府财政补助占医疗机构总收入的比重也有所下降，缓解了财政负担。[②]

本书通过分析新医改前后价格管制调整效果，揭示不断放松医疗服务价格管制过程中人均医疗费用增长趋势的变化。

**（一）医疗服务价格管制模式**

政府管制下的医疗服务价格通常会选择平均成本作为定价基础。中国针对不同性质医疗服务实行不同价格管制政策，基本医疗服务按照不包含折旧和工资的成本定价（即基本医疗服务收费低于成本），医院提供基本医疗服务发生的亏损部分由政府财政进行补贴，各级政府财政、物价、卫生主管部门依照国家规定权限指定医疗服务价格，即基本医疗服务实施价格上限管制。部分技术含量较高的高新技术诊疗服务，即一些使用高端医疗设备进行诊疗的服务按照高于

---

①　赖伟：《医疗改革三十年》，《中国医院管理》2008 年第 11 期。

②　周小梅、刘建玲：《医改背景下医疗服务价格管制效果研究》，《经济与管理》2021 年第 6 期。

平均成本定价。特需医疗服务价格（如美容整形手术、家庭护理、特约服务等）实行市场调节价。在全面取消药品加成机制之前，允许医疗机构按照药品进价基础上加价15%的方法销售，并且允许加成的收入免税，用药品收入补偿部分亏损。[①]

目前，中国医疗服务价格管制实践过程中经常采用的是价格上限政策，即成本加成价格管制模式，在对一些新医疗服务项目和药品价格管制中主要采用这种方法，即医疗服务价格＝医疗服务单位成本×（1＋加成率）。考虑全部医疗服务成本和利润的价格模式表示为：

$$P_A = C_a P_a + C_b P_b + V$$
$$P_B = P_A (1 + R)$$

其中，$P_A$表示某项医疗服务的成本，$P_B$表示某项医疗服务的管制价格，$C_a$表示该项医疗服务所消耗的物品数量，$P_a$表示消耗的物品价格，$C_b$表示该项医疗服务所占用的固定资产原值，$P_b$表示固定资产折旧率，$V$表示该项医疗服务项目支付的人员经费，$R$表示该项目的纯收益率或加成率。

### （二）"此消彼长"的医疗费用支出让价格管制"失效"

可通过近年政府调整医疗服务价格管制政策分析管制的"失效"。在人们收入水平提高以及步入老龄化社会等因素影响下，中国医疗费用支出增长趋势不减。面临社会医保支出压力，政府不断出台控制医疗费用支出政策。1978～2019年，中国卫生总费用占GDP比例由3%提升至6.64%。[②] 近年来医院门诊人均费用总体呈上升趋势（见图3-4）。在执行"药品加成"政策时，中国医院收入主要来源

---

① 方福祥：《医疗服务价格改革机制和路径探析》，《卫生经济研究》2018年第7期。
② 国家统计局：《中国统计年鉴2020》，中国统计出版社2020年版。

于药品，因此药品费用所占比例较高。医院或医生通过"大处方"
等手段补偿收益。为控制药品费用支出，近年来政府一方面实施药品
零加成政策，另一方面对药费占比进行限制，但医疗服务市场供不应
求的矛盾让医疗费用仍然不断上涨。尽管政府通过"药占比"控制
了药品费用支出，但检查费在整个医疗支出中所占比例却逐年升高。
这也反映出医院在无法通过药品加成这个渠道获得收入之后，又通
过加大检查费用从另一个渠道来获得收入。

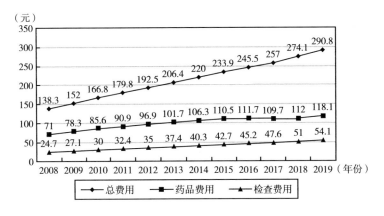

**图 3-4　门诊人均费用（2008~2019 年）**

资料来源：国家卫生健康委员会：2013~2020 年《中国卫生健康统计年鉴》，中国协和医
科大学出版社 2013~2020 年版。

　　分析发现，政府对医疗服务实施价格管制最大的问题是很难及
时反映市场供求关系。医疗服务项目最高收费标准一旦确定下来，未
经主管部门批准，不得随意调整，一般几年内不会发生变动，收费标
准调整时间跨度通常是 5~6 年，甚至更长时间。[①] 然而，随着时间
的推移，医疗服务投入品价格以及其他投入要素的成本越来越高，医

---

　　① 根据国家发展改革委发布文件，2000 年以来，《全国医疗服务价格项目规范》正式发
布仅 3 版，即 2001 版本、2007 版本、2012 版本。

疗服务供给主体成本支出与总体物价变动同步，但由于管制过程的烦琐与调整的滞后性，医疗服务收费标准变化远落后于总体物价水平变化，其结果是，大部分医疗服务价格一直维持在较低水平，最终导致管制价格不能补偿成本，严重影响医院正常运营。也就是说，医疗服务价格管制不仅无效，且由于被管制的价格不能反映总体物价水平变化以及医疗服务市场的供求关系，让价格机制失去了引导医疗资源有效配置的功能。

价格管制诱导医疗服务供给主体"绕道"收费以补偿医疗服务，而这种"变相"收费对医疗服务供给主体声誉产生一定程度的负面影响。

## 第二节　医疗服务业改革亟须破解的问题

经过多轮医改，医疗服务业在"管办分离"、公立医疗机构、引入民间资本、医师多点执业及价格管制等改革为医疗服务供给主体声誉机制形成提供了有利的制度环境，但目前医疗服务业改革仍存在亟待破解的问题。

### 一、医疗服务业尚未实现真正的"管办分离"，管制机构尚未履行相应职能

目前，由相对独立的医疗管理中心负责医院经营，卫生主管部门职能向管制者角色转变，但卫生主管部门、医管中心、公立医院间形式上分离，实际上仍有千丝万缕的关系。由于在制度上存在路径依赖，公立医院仍可能受到卫生主管部门各种政策的"庇护"，民间资本和外资进入医疗服务市场存在严重的政策壁垒。而作为承担管制职能的卫生主管部门，在及时公布医疗机构服务质量和价格等信息、

促进信息有效传播等方面还没有发挥应有的作用。

## 二、公立医疗机构仍拥有较强的垄断地位

作为事业单位，公立医疗机构不仅能够获得财政补贴，在税收优惠政策、人才引入、科研申报、社会保障等方面都有优势。公立医疗机构借助政府政策的支持垄断了人才市场，又通过政府等级评审制度获得的声誉对医疗服务市场形成一定垄断。虽然政府不断呼吁引入民间资本促进医疗服务市场竞争，民营医疗机构也在政府政策鼓励下迅速发展起来，但目前公立医疗机构仍拥有较强垄断地位，民营医疗机构在现有制度环境下很难与公立医疗机构间展开竞争。

## 三、民营医疗机构发展空间有待进一步拓展

尽管医改政策鼓励公立医疗机构与社会资本合作，但许多地方政府仍掌握着卫生服务体系的主要筹资来源，并将民营医疗服务局限于主要面向高收入群体和"大专科、小综合"的医疗服务。面对各种进入壁垒，民营医疗机构发展步履艰难。截至2020年底，中国医院有3.5万个，其中公立医院1.2万个，民营医院2.3万个。[①] 数量上民营医院已远远超过公立医院，但2020年1~11月，全国医疗卫生机构总诊疗人次达49.5亿人次（不包含诊所、医务室、村卫生室数据），医院29.8亿人次，其中：公立医院25.1亿人次，同比下降13.0%；民营医院4.7亿人次，民营医院的服务量仅为公立医院服务量的15.8%左右。[②] 与公立医院相比，民营医院就诊人次占比"微不足道"。也就是说，尽管民营医院数量在2015年已超过公立医院，但市

---

① 《中华人民共和国2020年国民经济和社会发展统计公报》，中华人民共和国中央人民政府网：http://www.gov.cn/xinwen/2021-02/28/content_5589283.htm，2021年2月28日。

② 《2020年1-11月全国医疗服务情况》，中华人民共和国国家卫生健康委员会统计信息中心网：http://www.nhc.gov.cn/mohwsbwstjxxzx/s7967/202102/9c6826995d0d4557aba4a0a546d2e520.shtml。

场份额远低于公立医院。民营医疗机构竞争力尚显不足。究其原因，主要是政府政策、人才和声誉等方面制约了民营医疗机构发展。

首先，民营医疗机构进入的行政壁垒较高。与公立医疗机构相比，民营医疗机构审批程序复杂，耗费较大人力、物力。而每个区域公立医疗机构数量已规划完毕，公立医疗机构只需在现有基础上扩大规模，不需申请和批准，审批程序和条件比民营医疗机构简单。另外，为鼓励民营医疗机构发展，尽管政府规定公立医疗机构与民营医疗机构在医院评级、职称考核、医保资格等方面享受平等待遇，甚至在同等情况下优先发展民营医疗机构。但现实中公立医疗机构在各方面都优于民营医疗机构，卫生主管部门在管制过程中存在偏向公立医疗机构倾向，如医院评级、职称考核、医保资格的政策执行歧视制约了民营医疗机构发展。其次，民营医疗机构进入的声誉壁垒较高。中国现有民营医疗机构主要从 20 世纪 80 年代发展起来，发展时间短制约了民营医疗机构良好声誉的形成。而有相对较长发展历史的公立医疗机构有较好声誉积累，民营医疗机构进入医疗服务市场存在较高的声誉壁垒。最后，民营医疗机构面临较多税收条目。为鼓励发展民营医疗机构，政府出台相关税收优惠政策，但与公立医疗机构相比，民营医疗机构面临更沉重赋税，超出部分民营医疗机构承担能力。制约民营医疗机构发展的其他因素还包括土地成本和融资成本高，以及很难吸引并留住人才等问题。

## 四、价格管制对医疗服务供给主体声誉产生负面影响

在医疗服务市场上，医疗服务价格管制扭曲医疗服务供给主体行为激励模式。这是因为，虽然目前中国对医院进行分级，不同级别医院的诊疗服务费有一定差距，但绝大部分省份实现全省医疗服务

项目统一价格。例如，浙江省仅分别规定一、二、三级医疗机构基本诊疗费用上限，而其他大部分手术费用全省公立医院统一划分上限额度，对不同层次医疗机构实行统一价格上限政策，该价格上限仅反映平均医疗服务成本与服务技术和质量，使得那些在业务技术、设备环境、人才资源和声誉都处于高水平上的医疗机构不能够通过制定有区分度的价格反映其提供高质量医疗服务，只能根据已制定好的价格上限，提供相应质量医疗服务。因此，价格上限管制本质上要求拥有更好资源和技术水平医疗机构以较低价格提供高质量服务。结果导致医疗服务供给主体失去了提升服务质量的激励。

　　另外，由于医疗费用上涨根本原因是供求矛盾，通过医疗服务价格管制控制医疗费用存在固有局限，不但无益于控制医疗费用反而形成扭曲激励模式，在医疗服务价格管制情况下，医疗机构和医生会通过"收红包"的方式满足患者享受更好的医疗服务；医疗机构和医生会通过减少在诊疗水平方面的努力，增加在销售药品或借助机器诊断方面的努力，通过其他收入交叉补偿提供诊疗服务方面的亏损。医疗服务价格管制下迫使医疗服务供给主体形成不合理的人均医疗费用结构，最终引起医疗费用攀升。[1] 也就是说，医疗服务价格管制政策不仅未能控制医疗费用上涨趋势，反而因医疗服务供给主体采取各种规避措施影响了医疗服务市场的正常秩序。例如，尽管药品零差率政策使价格不同的药品给医疗机构带来的加价收益为零，但药品销售量取决于医生的处方行为，这会导致收受回扣愈演愈烈，最终回扣大的产品淘汰回扣小的，迫使药品生产经营企业采用"高

---

① 宁晶、顾昕：《供给侧制度竞争能否抑制医疗费用上涨？》，《财经问题研究》2018 年第 6 期。

定价、大回扣"策略。① 由于医疗服务供给主体过度用药、检查现象泛滥，为控制医疗费用，政府严格控制医疗机构药占比、耗材占比等，但这些管制措施在很大程度上增加了交易费用，使得医疗服务市场出现更多灰色收入或降低医疗服务质量和效率，对医疗服务机构和医生行为形成扭曲激励，不利于医疗服务市场健康有序发展。由此可见，价格管制不但不会减少患者的医疗费用，还会使医疗服务供给主体倾向于提供无效的过度医疗，医疗服务供给主体通过"大处方、多检查"等方式规避价格管制的行为对其声誉产生了负面影响。②

伴随医疗服务市场竞争环境的变迁，政府管制部门也在不断调整医疗服务价格管制政策。地方政府管制部门对基本医疗服务价格进行控制，但对特需医疗服务项目价格已逐步放松管制。例如，根据杭州市部分三甲医院诊查费的定价情况，目前尽管政府对公立医院诊查费进行限价，但 2015 年已取消特需医疗服务项目价格审核和备案规定。随着医疗服务业改革不断深入，竞争格局逐步形成，特需医疗服务诊查等费用已由市场决定，基本医疗服务诊查等费用同样也面临市场的考验。

## 五、政府主导声誉评级对市场声誉机制产生挤出效应

中国医疗机构等级由政府卫生部门评定，分为三级十等，等级越高的医疗机构可获得更多的政府补贴和项目经费。根据《医院分级管理办法》规定，等级越高则可在门诊挂号和住院床位上收取更高费用。而医院等级评审时各种硬件设备指标、人员学历职称所占比重

---

① 杨以文、郑江淮：《医疗服务供给、价格水平与社会福利增进》，《经济与管理研究》2011 年第 11 期。

② 刘小鲁、易丹：《价格管制、过度治疗与营利医院的市场进入绩效》，《经济评论》2014 年第 5 期。

过大，而患者满意度所占比重微不足道。这种评审制度下，医疗机构则会把主要精力放在引进高级人才和先进设备以及固定资产投资，而不是加强医院管理，提高医院整体素质，降低医疗服务成本，减少医疗事故和差错发生率，为患者提供满意的服务。① 而政府评审下的医疗机构等级越高，则意味着可获取更多的政府财政支持，收取更高费用。且由于信息不对称，患者通常把医疗机构等级与服务质量对等，认为等级越高，医疗服务质量越好。由于等级越高的医院可吸引更多患者，因此，政府主导等级评审制度下医疗机构更在乎迎合政府评级，而不是患者需求和口碑。② 显然，目前政府主导医院等级评审替代了市场自发秩序形成的声誉，而政府评审的声誉等级源于患者对政府的信任并非是医院日常经营中高质量服务的结果。政府主导医院等级评审对市场自发秩序形成声誉产生了挤出效应。

## 六、政府政策的非中性让市场声誉机制受阻

其一，中国目前医院按医疗机构性质分为事业单位和企业单位，两者在职称评定、养老待遇、科研课题等方面的政策待遇存在一定的落差，使得众多优秀高端人才首选公立医院从医。虽然近年来，医改鼓励医生多点执业，但由于各种配套措施还不完善，人才自由流动仍受到很大限制，民营医院人才引进受到阻碍，医疗技术实力难以得到提升，其结果则不利于民营医疗机构为声誉资本投资。其二，医疗机构按经济性质分为营利性医疗机构与非营利性医疗机构，而公立医疗机构全部为非营利性医疗机构，民营医疗机构多为营利性医疗机

---

① 李文中：《医疗服务市场的逆向选择与信号传递》，《经济问题探索》2008 年第 3 期。
② 潘常刚、吕国营：《政府干预对市场声誉机制的挤出效应——中国医疗保障制度改革的逻辑》，《江西财经大学学报》2009 年第 4 期。

构，只有极少数为非营利性。这两者在税收方面也有所不同，非营利性医疗机构不仅没有税收负担，还有政府财政补贴，而营利性医疗机构在 3 年的免税期过后则和普通企业一样需缴纳增值税和所得税，加重了营利性医疗机构的负担，使其更加缺乏对科研创新方面的投入。较高的运营负担让民营医疗机构声誉在竞争中处于弱势。其三，民营医疗机构较难取得医保定点资格，很难与公立医疗机构展开公平竞争。截至 2018 年，民营医疗机构在医保定点中占比 32.1%。① 这种情况下患者倾向于选择公立医疗机构就医，而民营医疗机构则只能通过加大宣传力度，甚至通过虚假广告吸引患者多看病、多花钱，这对民营医疗机构在市场中的声誉产生负面影响。

## 七、推动组建医联体尚缺乏激励制度

进入信息社会，在互联网、大数据、云计算等新技术支撑下，可通过"远程诊疗""信息互联互通"等技术建立信息互联互通的"医联体"模式，让公立医院在分级转诊制度的推行中起到主导作用，利用公立医院在医疗、技术、科研、信息、管理上的优势地位带头建设区域医疗联合体，实现"医联体"内部"网络互联、信息互通、人才互动、资源共享"，通过基层医疗机构与上级医疗机构间的远程会诊和治疗，提高公众对基层医疗机构的信任。然而，目前分级诊疗制度仍未达到应有效果。这是因为，如果没有相应激励制度的配合，公立医院很难在医联体中持续发挥应有的功能。

## 八、医师多点执业面临的困境

在医师执业模式改革政策推动下，尽管公立医疗机构无法强硬

---

① 国家卫生健康委员会：《中国卫生健康统计年鉴》，中国协和医科大学出版社 2019 年版。

要求医师不能到其他医疗机构执业，但中国现有医疗服务模式是计划经济体制形成的事业单位人事管理制度，医师对医院有较强的依附性，医院有权决定医师的职称晋升、科研项目申报及成果奖励等专业评定，鉴于此，考虑一旦医师多点执业，很可能会降低公立医院服务总量和质量，以及部分患者从公立医院随口碑好的医师转移到私人医疗机构。为减少医师多点执业对公立医疗机构的冲击，公立医疗机构对医师在本单位的绩效激励、职称晋升、项目申报方面进行限制，对医师多点执业形成隐性障碍。另外，医师多点执业后，人才流动，医师相应的培养、社保、医疗责任与原来注册医院间的关系也还需配套政策给予落实。从目前医师多点执业政策执行看，还存在多点执业医师与医疗机构引入医师间的不匹配。因为多数医院倾向于选择业务水平高、声誉好的医师，而这类医师在原本的医院已有较繁重的工作，几乎没有精力去其他医院执业。而选择多点执业的大多数是公立医院中较年轻、工作量较少、业务水平偏低的年轻医师。因此，目前医师多点执业政策落实效果并不理想。

时至今日，中国经过多轮医改，医疗服务业在"管办分离"、公立医疗机构、引入民间资本、医师多点执业及价格管制等改革为医疗服务供给主体声誉机制形成提供了有利的制度环境，但目前医疗服务业改革仍存在亟待破解的问题，具体包括：政府管制机构职能定位，破除公立医疗机构垄断地位，促进民营医疗机构发展，放松价格管制，声誉评级制度改革，政府政策的公平性，医联体形成驱动力以及落实医师多点执业政策等。另外，除了政府在政策上鼓励公立医疗机构改制及民间资本进入医疗服务业外，近年互联网平台也成为新型医疗服务组织。互联网与医疗的融合成为未来医疗服务业发展方向，且开放医药电商、医师多点执业、远程医疗等改革为互联网医疗发展提供了政策支持。目前中国互联网医疗发展仍受制度环境制约。互联网企业可提供技术和平台与医疗机构展开合作，但医疗机构尤其公立医疗机构积极性不高。因为目前严格管制下医疗服务供不应求，医疗机构充分利用新技术以更好服务患者的动力不强。互联网的引入为打破传统医疗服务业垄断，提高医疗服务领域信息传播效率，建立医疗服务市场声誉机制提供了契机。这一趋势必然促进政府放松医疗服务业管制。民间资本进入医疗服务领域及互联网跨区域运营对重构医疗服务业监管体制提出了新课题。值得肯定的是，多年来的中国医疗服务业改革为医疗服务供给主体声誉机制的形成和优化提供了良好的制度环境。

# 第四章　中国医疗服务供给主体
# 声誉机制演变历程

在从计划经济体制向市场经济体制转变过程中，中国医疗服务供给主体声誉机制也从政府管理逐步向市场自发秩序进行转变。本章研究医疗机构产权性质和政策环境对声誉机制的影响机理，回顾中国医生和医疗机构声誉机制的演变历程。动态分析医疗服务供给主体声誉机制演变历程，有助于对医疗服务业渐进式改革的理解。

## 第一节　医生执业模式与声誉机制的演变历程

医生声誉信息的传播有利于缓解医疗服务市场的信息不对称，对医生的执业行为有激励效应。不同社会时期的制度环境决定了医生的执业模式，影响医生的声誉信息传播。

### 一、近代医生执业模式演变历程

中国医生执业模式演变主要取决于制度环境，不同时期制度环境让医生执业模式从自由执业变为单位执业，再转为多点执业，其中互联网技术创新为医生在网络医疗平台执业提供了条件。从不同时期与社会环境看，中国近代医生执业模式演变大体分为三个阶段。

### （一）民国时期（1912～1948年）

民国时期的医生属于"自由职业者"，80%的医生采取个体行医方式。国民政府将自由群体指定为医师、律师、会计师等行业群体，以与其他职业群体相区别。这些行业有一些共性：执业者必须受过专业教育；自我组织，建立执业协会，出版学术刊物，制定教育与执照制度；提供公众必需的服务；他们的执业环境相对独立，可以自主执业。此时期医生对自身职业认同逐渐增强，医生充分认识到自己所从事的职业都与其他行业间有清晰的界限。

医生职业团体职业自主性较高，在医疗服务市场中发挥了重要作用。为维护自身利益，医生职业协会作为医生代表经常就有关医疗卫生政策与政府讨价还价，可与政府协定医疗服务价格，制定行业准入门槛。他们认为"医师的收费是对其专业技能的一种回报，不是普通的商业交易和物质交换"，"政府干涉医师收费是不恰当的和不必要的"。但政府还是掌握着对医生行医资格的认定权，政府才有资格颁授行医资格，医生想要行医必须获得政府认可。医生职业协会仍掌控着行医资格的认定标准，政府则更多是赋予医生职业协会行使此种权利的合法性。

### （二）中华人民共和国成立后（1949～1977年）

中华人民共和国成立后，经济体制决定了医生执业模式。计划经济体制下，政府将医院、诊所等医疗机构国有化，医生都进入公立医疗机构。对于独立的医生职业团体，政府将它们解散或吸纳为半官方组织，医生职业团体再也无法代表医生与政府协商。而医生执业环境则完全不同于民国时期。新中国成立后不久，政府在各地成立"卫

生工作者协会"，将个体医生以会员的形式组织起来。医生则变成了
公立医疗机构的"单位人"。医生群体的组织方式也由自由组织模式
变成了单位组织，医生行业组织只有学术交流的功能，原有的医生维
权和行业自律等重要职责转移到了医疗机构和卫生行政管理部门。
医生获得执业资格必须进入公立医疗机构，政府决定医生的医疗服
务收费、收入甚至是所服务的病人。该时期内医生甚至不能离开医疗
机构，医生执业行为受到政府较严格控制。

**（三）改革开放至今（1978 年至今）**

首先，互联网未全面普及前。1978 年后，政府对医疗体制改革
主要采取的措施有：一是减少对公立医疗机构的财政投入，从此医疗
机构自负盈亏；二是"放权让利"，就是"给政策但不给财政支持"。
从此公立医疗机构内部治理结构发生巨变：经济效率与效益成为衡
量医疗机构、科室和医生服务表现的重要标准。改革的结果是，在公
立医疗机构的收入结构中，政府投入占比不断下降，但政府仍然垄断
医疗服务供给，公立医疗机构在医疗资源、医务人员的数量和医疗服
务提供方面具有绝对优势。尽管 1980 年政府就宣布医生私人执业合
法化，随后在 1998 年出台的《执业医师法》进一步肯定医生私人执
业的合法性，之后各地也相继出台相关政策，尤其是近年政府为推动
医生资源有效配置和合理流动，开始实行"多点执业"政策。但迄
今为止，大多数医生还是只能受雇于一家医疗机构，不能自由开办诊
所。为确保医疗服务质量，政府在进入医疗服务领域方面实施较严格
许可限制，公费医疗和医疗保险定点医疗机构也多数是公立医疗机
构，一定程度上形成行政垄断。地方政府对民营医疗机构存在歧视，
公立医疗机构对民营医疗机构的"挤占效应"等也使民营医疗机构
进入医疗服务市场存在非正式制度壁垒。这种情况下，目前医疗服务

主要还是由公立医疗机构提供。医疗机构的专业化（如在某些高技术医疗服务方面，患者很难有其他选择）也进一步限制了医疗服务市场的竞争。正因为医疗服务市场的垄断性，让医疗机构内部人有索取租金的权利，医生通过给予患者优先治疗以及减少等待时间等方式寻租。另外，在医疗机构退出医疗服务市场也存在障碍，出于保护人们就医的目的，政府会尽力保护部分濒临倒闭的医疗机构。现有医疗服务市场格局对医生产生很大影响，由于公立医疗机构垄断医疗服务供给，多数医生只能选择在公立医疗机构行医，且公立医疗机构内部设置的事业编制制度客观上限制了医生在体制内与体制外的流动性。

其次，互联网全面普及后。虽然近年执业（助理）医师和注册护士数量在不断增加（见图4-1），但医疗服务资源紧张局面未得到根本改善。互联网医疗平台的发展将有助于缓解医疗资源紧张局面，促进医生资源合理流动。这是因为，互联网发展降低了医疗服务业进入壁垒，促进政府调整与医疗服务业相关的政策。2014年12月，北京市实施新版多点执业政策，取消院长书面同意审批环节和执业地点数量限制，其他省份（如浙江等）多点执业政策也陆续出台。多点执业政策的落实对医生进入互联网医疗平台起到关键作用，如"好大夫在线""丁香医生""挂号网"等，这些在线医疗平台逐步得到市场认可。2015年7月，国务院印发的《关于积极推进"互联网+"行动的指导意见》提出鼓励互联网医疗发展。

在市场自发秩序和政府政策鼓励下，互联网医疗发展迅速。互联网医疗平台汇聚大量的重点医疗机构、科室和医生，医生可通过互联网平台提供问诊、药物咨询、挂号等服务，医生在互联网医疗平台上获得更多收入。例如，2017 年，"好大夫在线"医生有 17 万人，已有收入的有 6 万名，共收入 3.1 亿元。收入最高达 139 万元，第二名是 100 万元，第三名 96 万元。面对市场机会，互联网医疗平台也意识到声誉维护是平台持续发展的关键。为维护平台声誉，互联网平台对线上医生进行严格资格审查和管理，实行电子实名认证，这在一定程度上减轻了政府卫生健康管制的压力。①

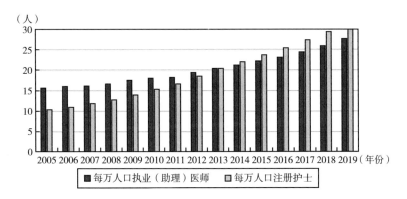

**图 4 – 1 中国执业（助理）医师和注册护士数量（2005～2019 年）**

资料来源：国家统计局：《中国统计年鉴 2020》，中国统计出版社 2020 年版。

## 二、不同执业模式下医生声誉机制演变历程

不同医生执业模式下信息传播效率存在差异，这在很大程度上决定了声誉机制对医生执业行为的激励与约束作用。

### （一）民国时期医生个体执业模式下的声誉机制

民国时期医生对自己的职业有一定的职业认同感。在 1929 年的《医药评论》上，西医姜振勋写道："医师行医的确是一种营业，但

---

① 马晓华：《互联网医疗"狂欢"网上多点执业年收入 139 万》，《第一财经日报》，2018 年 1 月 22 日，http://finance.sina.com.cn/roll/2018 – 01 – 22/doc – ifyqtwzv5941085.shtml。

是这种营业是应用科学原理和原则，为人们预防或诊疗其疾病为目的的。因此，与原始的生业（像农业、渔业）及狭义的营业（像工商业和理发之类等）单以营利为目的者完全不同。其实医业是社会上一种学问的职业。"该时期的医生认为自己的职业与其他职业存在区别，对自己的职业有认同感，他们会注重自身声誉。医生还拥有较高的职业自主性，他们可自由开业、个体行医，对医疗服务价格有一定的决定权，可与政府协商，这时声誉机制可有效发挥作用，医生考虑长期收益会维护好声誉，而不会为短期收益损坏声誉。同时，随着民国时期报纸与广播的兴起，医疗信息通过报纸与广播等可在社会中广泛传播，口口相传的人际传播对医生声誉的形成仍发挥较大作用。医生行为一旦有损患者利益，一方面患者可通过新型媒介公开披露医生不良执业行为的信息；另一方面医生团体也会履行行业自律等重要职责，通过报纸、广播等对相应信息进行披露，加快信息传播，医生声誉损失只能由其独自承担，患者和同行也会把这类医生驱逐出市场，声誉惩罚机制对医生行为有较强的约束。

**（二）中华人民共和国成立后医生在计划体制下的声誉机制**

中华人民共和国成立后的 30 年，计划经济时期，医疗服务价格由原来的与政府协商变为由政府定价，医疗服务收费与医务人员的收入、福利等脱离。医疗服务机构收支严格执行政府规定，医生工资统一按政府财政预算支付。此时医生面临医疗服务环境的巨大变化，医生经济利益与医疗卫生服务没有联系，医生声誉难以对其行为产生激励与约束作用。与此同时，公立医疗机构是医疗服务主要提供方，民营医疗机构很难与其竞争。缺乏市场竞争的环境下，一方面制约了医生执业行为相关服务信息的传播；另一方面公立医疗机构只对卫生主管部门负责，消费者很难对其形成有效制约，公立医疗机构也缺乏披露医生执业行为信息的动力。而医生收入、福利等均由政府决定，医生对自身声誉信号的发送也缺乏主动性。公众对医生执业相关信息获取不足，无法充分感知医生声誉，声誉机制失效。

### （三）改革至今的医生"走穴"模式下的声誉机制

改革开放初期，政府减少对公共卫生机构的财政投入使得公立医疗机构失去稳定收入来源，公立医疗机构开始自负盈亏，许多医疗机构的正常业务收入也变得很不稳定，多数公立医疗机构被迫通过各种"创收"活动以维持运营，为了不断追求经济利益，医疗机构及医务人员逐渐主动进行"创收"活动。医生也能通过"走穴"获得额外收入。但"走穴"行为所获收入是"灰色"收入，医生很难通过正常信息传播渠道发送个人声誉信号，信息大部分只能通过口口相传，信息传播的低效率削弱了声誉机制的激励约束作用。而医疗体制内的医生，个体声誉的建立需要漫长过程，且前期投入较大，医生"走穴"虽能获取额外收入，但也需在医院完成工作任务才能"走穴"。随着改革开放不断深入，社会阶层流动渠道不断拓宽，城市化进程也在加速。由于人口流动性很大，交易双方交易频率较低，双方互不相识，信息传播受阻。而传统传播媒介（如报纸、广播、电视电影等）在信息传播上有一定滞后性，信息传播效果被弱化，很难对不守信等有损声誉的行为施以惩罚措施。医生的服务对象流动性较大，其不守信行为就算被识别，也较难受到惩罚。这种环境下，医生更多追求短期收益，忽视建立维护个体声誉，声誉机制则较难发挥应有的作用。这种情况下，医生更愿意选择"搭便车"，利用医疗机构的集体声誉追求短期收益，个体声誉机制作用有限。

### (四) 互联网时代医生多点执业模式下的声誉机制

互联网时代拓宽了信息传播的渠道和效率。互联网信息传播主体的平等性和广泛性，使信息传播更为广泛、迅速；信息传播渠道的开放性和信息传播内容共享性让人们可较便捷地使用互联网发布的信息；信息传播时空的同步性使信息能够第一时间快速有效传播；信息传播方式的多样性和交互性等特点拓宽了人们表达诉求的方式，提高了信息传播与交流效率。

在医疗服务领域，互联网很大程度上改变了以往信息高度不对称局面，成为缓和医患关系的重要介质。一方面，互联网提高患者获取医疗信息的积极主动性，互联网上大量专业信息和医疗知识让患者掌握更多关于病情的信息。大量患者或社会媒体舆论利用互联网传播交流信息，打破地域范围界限，通过社会网络建立声誉信息网络，能够对医生声誉进行较客观评价。声誉网络的"溢出效应"使声誉信息传播超过原来的交易双方，影响范围更大、更广。信息网络中的声誉通过发送信号，帮助患者搜寻具有不同声誉的医生，并加以甄别，识别医生声誉的优劣。有效的信息传播可降低人们搜寻成本，缓解医生与患者间的信息不对称，减少信息扭曲，降低交易成本。另一方面，互联网给医生增加工作机会的同时，也增加了竞争压力，医生开始转换角色，适应互联网。医生通过互联网医疗平台获取更多报酬，这必然引导医生加强建立自己的声誉，出于职业生涯和长远收益的考虑，医生会努力提高服务质量，积极维护好声誉。且随着互联网医疗平台的发展，会有更多医生与平台对接，互联网医疗平台提高了医生群体的集中度，声誉的共用性减弱而私用性增强，这有助于发挥声誉机制对医生执业行为的激励约束作用。张新香和胡立君（2010）认为第三方契约服务作为有组织的私人契约，通过形成直接管制可较好地弥补声誉机制不足。互联网医疗平台作为第三方组织，提供第三方契约服务，在医生进入平台和在提供服务方面建立了严格管理、监督和惩罚制度，形成了基于制度的私人秩序，向患者传递可置信的信号，弥补声誉机制的不足。

医生执业模式很大程度上决定了声誉机制激励约束医生行为的有效性。在不同经济社会背景下，医生执业模式各异，从自由执业到单位执业，再到多点执业，不同社会环境下不同执业模式的传播媒介因素与反馈环节等存在很大差异，信息传播效率高低有别，使医生建立维护声誉的动力大小不一，医生声誉机制发挥的作用也不尽相同。而随着互联网的发展，信息的有效传播与交流使声誉机制在医生多点执业模式中可以有效激励与约束医生执业行为。

## 第二节　医疗机构声誉机制的演变历程

### 一、改革开放前政企合一的声誉机制

在计划经济体制下，中国医疗保障制度包括公费医疗、劳保医疗和合作医疗。公费医疗面向机关事业单位人员和大专院校学生，劳保医疗面向各类国营企业职工，合作医疗面向农民。前两种基本为免费医疗。医疗卫生服务体系除部分私人诊所外全部为公有制医疗机构，主要通过政府主办。医疗卫生机构与医疗保障制度各单位自成系统，包括不同政府层级的纵向医疗服务体系、各级政府不同部门横向医疗服务体系及各级政府下属国营企业办医疗机构。医疗卫生机构不仅有行政级别，且逐渐形成三级医疗服务机构，实行自上而下的逐级管理。主要包括隶属于各级政府的公立医院、隶属于国有或集体企业和事业单位的职工医院等、隶属于县乡政府的农村卫生院等。面对公

费和劳保医疗支付制度导致过度医疗支出问题，政府对患者选择权进行限制，严格执行分级诊疗，要求患者首选本地（本企业）医疗机构就诊，如有需要再逐级转诊。

与医疗保障体系相适应，计划经济时期中国医疗服务领域实施"管办合一"的管理体制。即当时各级政府、政府各部门以及军队和国营企业既主办公立医疗机构，又管理医疗服务业，同时负责管理公费医疗。而卫生部门的管理方式主要通过政府控制市场准入和价格。一方面，政府严格控制甚至禁止外资和民间资本通过举办私立医院进入医疗服务市场；另一方面，政府制定医疗服务价格标准，但允许医疗机构以15%的药品加成获得除政府补贴之外的辅助收入。"管办不分""医药不分"的医疗服务体系在此时期逐渐固化。

计划管理体制下的公立医疗机构仅对卫生行政主管部门负责，医疗机构间不存在竞争关系，只需根据上级行政指令在各自职责范围内行事，在一定程度上抑制了医疗机构及医务人员的积极性和创造性，而患者由于选择权受限也很难对医疗机构形成有效制约和激励。此时的医疗服务质量主要靠行政管理制度约束医疗机构内部管理和医生行为。显然，计划体制下没有医疗服务市场，也就没有声誉机制。[1]

## 二、改革开放后政府主导评价下的声誉机制

1978年改革开放以来，医疗服务供给体制逐步实施管办分开改革。主要经历两个阶段：1979~2005年，为减轻政府财政负担和激发医疗机构活力，不断推进医疗服务业市场化改革；2006年至今，

① 周小梅、田小丽：《医改背景下我国医疗机构声誉机制及其优化》，《经济研究参考》2021年第9期。

为解决改革进程中出现的新问题，医改坚持政府主导下的市场化改革方向。

1980 年，国务院批转原卫生部《关于允许个体医生开业行医问题的请示报告》，大量民营诊所、门诊部、小医院获准设立，突破了公立医疗机构在医疗卫生领域"一统天下"的局面。1985 年，国务院批转了《卫生部关于卫生工作改革若干政策问题的报告》，标志着启动医疗卫生领域改革，主要措施是积极推行各种形式的承包责任制，扩大医疗机构自主权，增强医疗卫生机构的生机和活力。1989年 11 月，原卫生部发布《关于实施医院分级管理办法（试行草案）的通知》，对医疗机构实行分级管理、建立医院评审制度，根据其功能、任务、设施条件、技术建设、医疗服务质量和科学管理的综合水平实行分级管理，将医疗机构分为三级十等，正式开启政府主导的医疗机构等级评价。为建立适应市场经济要求的医药卫生体制，2000年 2 月，国务院办公厅转发国务院体改办等部门《关于城镇医药卫生体制改革指导意见》，要求实行政事分开，管办分离，进一步扩大医疗机构自主权；对非营利性医疗机构实行政府指导价，对营利性医疗机构实行自主定价。

这个时期管制改革的基本取向是建立政府适度监管下的、能够充分发挥市场竞争作用的医疗管制模式。① 医疗服务业改革取得了一定成效，打破了"政企合一"模式，一定程度上调动了医疗机构的积极性，医疗机构声誉机制在政府主导下开始建立。但计划经济时期的旧制度没有完全剔除并与新体制产生冲突，引发系列新问题，对医

---

① 王丙毅、刘法力：《医疗市场的政府管制改革与制度变迁及其启示》，《经济体制改革》2009 年第 3 期。

疗机构声誉产生很大负面影响。[①]

2003 年的非典暴露出医疗卫生服务能力不足。2005 年，国务院发展研究中心医改课题组的研究报告提出"我国以市场化为方向的医疗改革基本不成功"。自此政府开始反思医疗管理体制改革的方向问题。2009 年 3 月，国务院发布了《关于深化医药卫生体制改革的意见》，中国启动新一轮医改，总体原则是坚持公共医疗卫生的公益性质，实行政事分开、管办分开、医药分开、营利性和非营利性分开，强化政府责任和投入，加强监督管理，鼓励社会参与。2012 年，《国家基本公共服务体系"十二五"规划》明确提出，要创新公共服务供给方式，实现提供主体和方式多元化；要求公立和非公立医疗机构共同发展、鼓励和引导社会资本建设医疗卫生事业。2017 年全面推开公立医院综合改革、全部取消药品加成，破除"以药补医"机制，降低药品价格。

然而，由于制度演进和变革存在路径依赖，同时也受时代变迁和相关制度制约，导致良好初衷的制度设计在实践中难以落实。"管办不分"的医疗服务体制并没有完全破除，政府评级而形成的医疗机构声誉机制占主导地位，挤占市场声誉机制的发展空间，阻碍民营医疗机构公平参与竞争。医疗机构评审制度并未达到监督医疗机构行为、激励医疗机构不断提高服务质量等的初衷，且还导致医疗机构竞相向硬性评定指标靠拢，容易引发"军备竞赛"挤占医疗服务质量提升方面的投入，最终增加患者的就医成本（过度检查、不合理住院等）。因此，政府主导医疗机构等级评价并不能起到声誉机制激励

---

① 杜创、朱恒鹏：《中国城市医疗卫生体制的演变逻辑》，《中国社会科学》2016 年第 8 期。

和约束的作用。

## 三、市场自发秩序下互联网医疗对医疗机构声誉机制运行的影响[①]

互联网医疗具有开放、交互、便捷和跨界等特点，不仅能整合公立和民营医疗机构资源，提高医疗资源配置和利用效率，还能给患者提供高效便捷的就医方式和个性化医疗服务。与第三方评价机构所提供的信息相比，互联网平台用户更容易受到来自以往消费者的线上反馈评价的影响。作为市场自发秩序，互联网医疗平台信息传播的高效率和完善的声誉反馈机制对于激励约束医疗机构和医生的行为起到重要作用。

### （一）互联网医疗在线声誉形成机制

在传统的线下购物过程中，消费者通常无法全面获得其他消费者的消费评价，对于不可核实质量的商品和服务，更是难以判断商品和服务质量的优劣，只能通过产品供给者所展示的信息（如企业市场占有率、规模和广告宣传等）间接判断声誉。这种单向信息传播形式能够使供给主体获得更多声誉优势，也就是说信息发布主体往往会选择一些对自身有利的信息，过滤掉不利信息，甚至夸大产品效果或质量。在这种信息不对称环境下，消费者合法权益很难得到保证。随着互联网技术的发展，在线商品和服务兴起，为增加消费者对在线商品和服务的信任，在线平台推出信用评价系统，在一定程度上缓解了信息不对称程度。这种评价反馈机制打破了原有的单向信息传播方式，众多消费者在网络平台上能够自主充分地参与市场信息

---

① 周小梅、田小丽：《我国医疗服务供给主体声誉激励机制研究——互联网医疗平台市场自发秩序的启示》，《中国物价》2021 年第 1 期。

交流和传递，消费者对卖方的评价信息（好评或差评）在互联网平台上得以广泛共享和传播，单个消费者的消费体验将成为其他消费者的参考信息。这些在线评价向买方传递着卖方声誉的信号，为将要购买的消费者选择决策提供了参考，加快了声誉信息的传播效率，在线声誉机制逐渐形成。

互联网医疗平台上的在线声誉形成机制也不例外。首先，患者可以按照医院或者疾病类型寻找能满足自己需求的医生，然后在其主页上可直观看到每个医生的基本信息（包括所属医院、科室、职称、擅长领域及个人简介等），以及在线就诊量、回复速度、综合得分和评价情况等。患者获取较充分的信息有助于其做出正确的就医选择。其次，患者可选择图文或电话问诊的形式与医生沟通自己的病情或者进行在线预约。最后，服务结束后，患者可对医生的服务态度、专业技能、诊疗效果以及医患互动情况等方面进行打分、评价，以供后来者参考。互联网医疗平台则根据患者打分、投票情况以及医生在线努力程度（包括回复速度、文章数量、礼物数量等）综合因素计算医生的综合得分以及患者满意度得分，并将相关信息展示在医生主页。此外，患者还可填写电子感谢信以及赠送虚拟礼物以表达对医生的满意程度。互联网医疗平台在抽取部分中介费用后，礼物换算的收入作为医生的激励收入。对医生而言，在线声誉不仅满足医生自我价值的实现还将直接影响医生在线问诊量，进而影响其在线收入，这会激励医生为了未来的长期收益而努力提高服务质量，积极树立个人品牌，形成良好的在线声誉，吸引更多患者选择其服务。由此，在线医生声誉机制的形成如图 4 - 2 所示。而医疗机构内所有医生声誉的集合就表现为医疗机构的在线声誉，平台汇总所有医生各项数据进一步得出医疗机构声誉情况，展示在医疗机构首页。

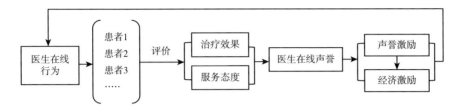

**图 4 - 2　互联网医疗声誉形成机制**

## （二）竞争加剧激发医疗机构维护良好声誉

越来越多公司和组织加入互联网医疗的行列中，优胜劣汰的自然法则在此同样适用。第三方专业化互联网运营机构支撑的互联网医院，让多元化办医成为可能，也促进了医疗服务业变革。客观而论，互联网医疗平台一定程度上破除了公立医疗机构的行政垄断，有助于打破医疗服务资源集中于三甲医院的局面，即常见病和慢性病可在互联网医疗平台得到有效诊疗，有助于从技术和模式上对患者进行科学分流，传统医疗机构则面临门诊患者资源流失的可能性。[①]

传统医疗机构面对互联网医疗的竞争，则需要改善就医体验，积极建立和维护自身声誉，因此，一些传统医疗机构也不断引进互联网科技，为患者提供更加满意、方便快捷的就医服务，以维护良好声誉。一方面，在就医流程上，患者通过在线预约挂号，并在约定时间前往医院就诊；然后患者可通过自助缴费机以及在线平台完成各项缴费；还可通过网络在线查看各项检查报告。极大节省患者的经济成本和时间成本，患者就医流程得到优化，就医体验得以改善。另一方面，医疗大数据的挖掘利用及信息技术的发展，在一定程度上改变了

---

① 郭薇、薛澜：《互联网医疗的现实定位与未来发展》，《探索》2016 年第 6 期。

传统医疗模式，诊断监测及后期治疗都借助于量化数据进行处理，使得诊疗决策更加科学高效。通过对医疗服务信息的收集、分析、挖掘，能够有效地对医疗服务进行事前、事中、事后的全流程监控和管理，不仅能提高医疗服务效率，还有助于医疗服务行为透明化、规范化，减少医疗过程中的道德风险。[①]

在中国医疗服务领域逐步开放的过程中，医疗服务呈现多元化供给趋势，在此背景下，市场声誉机制也逐步成为激励约束医疗机构行为的主要制度安排。

综上分析，中国深化医改的重要内容是在对公立医疗机构产权制度进行改革的同时，还向民间资本开放医疗服务市场。面对开放的医疗服务市场，声誉竞争成为医疗机构（医生）提升市场竞争力的重要内容。逐步开放的医疗服务业，一方面为声誉机制的运行提供了产权制度保障，另一方面竞争环境下医疗服务市场中信息传播效率的提高对于发挥医疗服务供给主体声誉机制的作用至关重要。回顾中国近代医生执业模式的演变过程，发现不同时期下的制度环境决定了不同的医生执业模式。在医生个体执业模式下，医生有较高的职业自主性，对医疗服务价格有一定的决定权。医生对长远收益的追求、医生团体的自律监督与传统传播媒介的发展提高了声誉信息传播效率；计划经济体制下，医生声誉主要由政府评定的职称组成，医生收入、福利等均由政府决定，对自身声誉信号的发送缺乏主动性，公众对医生执业信息获取不足，无法充分感知医生声誉，声誉机制部分失效；"走穴"模式下，医生的声誉主要通过口口相传与熟人推荐

---

① 丁胜等：《"互联网＋"与医疗深度融合在改善医疗服务中的实践》，《中国医院管理》2019 年第 3 期。

传播，医生可通过"走穴"赚取额外收入，但这种传播方式下的声誉传播效率较低；互联网时代医生多点执业模式下，医生声誉通过互联网传播，效率大大提高，医生可以通过自身努力提高声誉获取合法收入。互联网技术创新为医生在互联网医疗平台多点执业创造了条件。在不同的医生执业模式下，信息传播效率决定了声誉机制对医生执业行为的激励约束效应。另外，近年来中国民营医疗机构数量增加迅速，且市场份额不断扩大。中国医疗机构管理体制经历从计划经济向市场经济的转轨，相应地，医疗机构声誉机制经历了从改革开放前"管办不分"到改革开放后政府主导医院评级，再到现在引入第三方评价机构，以及互联网医疗平台上市场自发秩序形成的声誉机制。尤其值得关注的是，互联网医疗平台借助信息技术为市场自发秩序下声誉机制的有效运行提供了典范。

# 第五章 中国医疗服务供给主体声誉评价模式演进与实践探索

声誉机制的有效运行取决于供求双方重复交易过程中的信息传播。医疗服务市场中，就医的不确定性和低频率导致信息传播受阻。因此，声誉评价信息供给模式的选择对于医疗服务市场中信息传播的有效性起到重要作用。中国由政府主导下的声誉评价在一定程度上缺乏全面性和中立性，不利于医疗服务供给主体在医疗服务市场上的公平竞争与发展。面对政府主导声誉评价体系产生的问题，中国在医疗服务领域逐步引入第三方评价机构。

## 第一节 医疗服务供给主体声誉评价模式的演进

### 一、启动政府主导医疗机构等级评审制度

计划经济时期，中国没有针对医疗机构的等级评审制度。改革开放后，借鉴发达国家等级评审制度经验，逐步引入医疗机构等级评审制度。

1989 年，原卫生部颁发《综合医院分级管理办法（试行草案）》，借鉴国外医院评审制度将国内医院分为三级十等，正式开启医疗机

构评审工作。1998 年底，全国共有 17708 所医院接受评审，占全国医院总数的 26.4%，其中包括 558 所三级医院、3100 所二级医院和14050 所一级医院。该轮医院评审在加强医院管理人员培训与医院建设、提高医院综合实力的同时，为患者带来了更高效优质的医疗服务。然而，在此过程中，也出现为争创等级医院而重复引进高精尖设备、为应付评审而修改病历、评审后降低服务质量等盲目争取高级别等问题，对医院等级评审制度的声誉造成严重的负面影响。因此，原卫生部于 1998 年颁布《卫生部关于医院评审工作的通知》，暂停开展第二周期医院评审工作。此后医院评审工作进入长达 10 年调整期，在评审体系中引入持续改进理念，借鉴美国、日本和中国台湾地区的评审标准，以"医院管理年""质量万里行"等"运动式"评价为主要形式，对科学有效的医院评价体系进行深入探索。2008 年，原卫生部成立医疗服务监管司，为制定新的医院评审标准以及新一轮医院评审做准备。2011 年，原卫生部颁发《三级综合医院评审标准（2011 年版）》，启动第二轮医院等级评审。在 2011 年 1 月至 2012 年6 月的第二轮评审过程中，共有 240 多家二级医院晋升为三级医院，且其中多数直接晋升为三级甲等医院，为阻止各省份医院争创"三甲"而忽视评审本质的问题再次重演，原卫生部于 2012 年 6 月颁发《卫生部办公厅关于规范医院评审工作的通知》，对 2011 年 1 月 1 日前通过评审的二级以上（含二级）的医院进行复核评审，同时要求"回头看"，不承认 2010 年 12 月 31 日后新增的三级医院资格，要求其中符合各地医疗机构设置规划的医院重新申请评审，不符合设置规划的取消评审结论。

回顾医疗机构声誉评价体系改革历程发现，自实施医院等级评审制度以来，各项政策和标准都由政府部门制定和执行，如表 5－1

所示。尽管政府主导评审存在诸多不足，但此项评审制度的形成有其历史必然性。

表 5 – 1　　　　　　1989～2012 年医疗机构声誉评价体系改革历程

| 年份 | 政府颁布政策法规内容 |
|---|---|
| 1989 | 《关于实施医院分级管理办法》《综合医院分级管理办法（试行草案）》，正式启动医院评审工作 |
| 1994 | 《医疗机构管理条例》，医疗机构提供服务的条件、审批要求及医院工作评审进入法制化轨道 |
| 1995 | 《医疗机构评审办法》，对医院评审制度的各项具体指标作出明确规定 |
| 1998 | 《卫生部关于医院评审工作的通知》，医院评审工作暂停 |
| 2005 | 《医院管理评价指南（试行）》，将医院绩效纳入评价指标 |
| 2008 | 《医院管理评价指南（2008 版)》，将医院社会效益纳入评价指标，包括社会责任及义务履行情况、政府任务完成情况、教学及科研任务承担情况等 |
| 2009 | 《综合医院评价标准（修订稿)》《综合医院评价标准实施细则（征求意见稿)》 |
| 2011 | 《三级综合医院评审标准（2011 版)》，正式开启等级医院第二轮评审；《卫生部优质医院创建工作方案》，要求到 2012 年 12 月，通过创建工作在全国范围内创建 100 所"国家级优质医院"、300 所"区域优质医院"和 500 所"优质县医院" |
| 2012 | 《卫生部办公厅关于规范医院评审工作的通知》，对 2011 年 1 月 1 日前通过评审的二级以上（含二级）的医院进行复核评审，对 2010 年 12 月 31 日后新增的三级医院资格不予承认，要求其中符合各地医疗机构设置规划的医院重新申请评审，不符合设置规划的取消评审结论 |

　　资料来源：根据政府颁布的相关政策文件进行整理。

## 二、医疗服务供给多元化要求转变政府职能，引入第三方评价机构

中国 30 多年医改肯定了民营医疗机构在医疗服务供给中的重要作用。民营医疗机构进入医疗服务市场，不仅可弥补医疗服务供给不足，且可通过促进竞争提高医疗机构运营效率。因此，政府不断出台

各种政策鼓励民营医疗机构进入与发展。

在政府放松进入管制政策激励下，中国民营医疗机构发展迅速。2005～2020年，民营医疗机构数量呈上升趋势，而公立医疗机构数量不断减少。数量上民营医疗机构已远超公立医疗机构。医疗服务供给多元化要求政府转变职能。目前中国仍实行政府"自上而下"的医疗机构声誉评价制度，相对缺乏来自第三方的消费体验评价和信息反馈。因此，应鼓励发展第三方医疗服务声誉评价机构，允许民间机构和行业协会对医疗机构声誉评价。在市场竞争环境下，定会出现一些信誉好、具有影响力的专业医疗评级机构，在充分考虑患者就医体验的基础上对医疗机构进行客观评价。作为传统医疗机构评级考核模式的补充，第三方评价机构信息供给可为患者就医选择提供更全面真实的信息。另外，面对公立医疗机构运行效率偏低等问题，让第三方机构进行公开透明的全面评估，有利于促进公立医疗机构提高管理水平和服务质量。

## 第二节　医疗服务供给主体声誉评价模式的实践探索[①]

医疗机构评审是在国际上广泛采用的医疗机构质量评估制度，由独立于医疗机构的专业权威组织通过一系列专业手段对该机构进行评估，以判定该机构对质量管理体系标准的符合程度。目前中国医疗机构声誉评价是以政府为主导和第三方评价机构迅速发展的格局，但该制度体系还有待完善。

---

[①]　周小梅、张莹：《我国医疗机构声誉评价信息供给模式与改革取向》，《治理研究》2020年第2期。

## 一、医疗机构声誉信息政府供给的应用实践

自 2015 年起，中国民营医院数量超过公立医院，表明由政府垄断供给逐步向引入市场竞争转变。在医疗机构声誉评价方面，医院等级评审制度是中国目前应用最为广泛的评价体系，该体系由区域卫生主管部门根据区域内医疗服务需求而划定和布局，按照医院规模、科研能力、人才力量和医疗设备配套程度等要素，将全国医院划分为三级十等（见表 5 - 2），作为衡量其服务提供能力的参考标准。

表 5 - 2 中国医院分级管理的"三级十等制"

| 级别 | 等次 | 床位数（床） | 卫生技术人员 | 房屋面积（平方米） | 主要来源 |
|---|---|---|---|---|---|
| 一级 | 甲等 | 20 ~ 99 | >0.7 人/床 | 每床建筑面积 >45 | 基层医院卫生院 |
| | 乙等 | | | | |
| | 丙等 | | | | |
| 二级 | 甲等 | 100 ~ 499 | >0.88 人/床，0.4 名护士/床 | 每床建筑面积 >45，每床净使用面积 >5 | 地区性医院 |
| | 乙等 | | | | |
| | 丙等 | | | | |
| 三级 | 特等 | 500 以上 | >1.03 人/床，0.4 名护士/床 | 每床建筑面积 >60，每床净使用面积 >6 | 跨地区综合医院 |
| | 甲等 | | | | |
| | 乙等 | | | | |
| | 丙等 | | | | |

资料来源：根据《医院分级管理标准》整理得出。

一级医院属于基层医院范畴，主要提供一级预防，对社区中常见病、多发病人群进行直接管理并及时转移疑难重症，协助高层次医院做好前期和后期服务，对病人分流发挥重要作用。

二级医院是跨几个社区的地区性医院，主要对高危人群的监测和治疗过程进行参与和指导，接受来自一级医院转诊，为一级医院提

供业务技术指导，且具备一定教学和科研能力。

三级医院是跨地区、省、市的全国性医院，主要提供专科（包括特殊专科）医疗服务，接受来自二级医院的转诊与疑难病症，为下级医院提供业务技术指导和人才培训并指导其工作，承担高级医疗专业人才培养任务和省级以上科研项目。

医院分等是指在划定医院级别之后，根据医院规模（床位设置、建筑、人员配备、科室设置）、技术水平、医疗设备、管理水平（院长的素质、人事管理、信息管理、现代管理技术、资源利用、经济效益等）及医院质量（诊断质量、治疗质量、护理质量、综合质量等）分别确定甲、乙、丙等。目前中国现行的医院分等标准主要以各级甲等医院为参照，是现行的或今后 3~5 年内能够达到国家、医院管理学和卫生学有关要求的标准。

由图 5-1 可见，2006~2017 年中国医院总数显著增加，其中以二级医院为主，三级医院数量最少，各级医院数量基本保持"二一

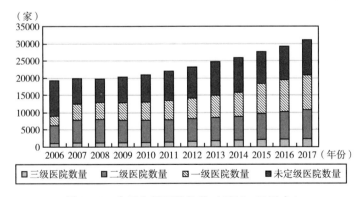

**图 5-1　全国各级医院数量（2006~2017 年）**

资料来源：中华人民共和国卫生部：历年《中国卫生统计年鉴》，中国协和医科大学出版社 2007~2012 年版；国家卫生和计划生育委员会：历年《中国卫生和计划生育统计年鉴》，中国协和医科大学出版社 2013~2017 年版；国家卫生健康委员会：《中国卫生健康统计年鉴 2017》，中国协和医科大学出版社 2018 年版。

三"的级别分布。但自 2014 年以来, 一级医院数量超过二级医院,
而 2015 年以来由社会和个人举办的医院开始超过由政府举办的医院,
表明近年来中国民营医疗机构发展迅速。但值得关注的是, 一级医院
在全国各级医院总数中所占比重越来越大, 表明中国医疗机构总体
服务质量和医疗服务提供能力仍有待改进。

由图 5 – 2 可见, 全国范围内一二三级医院数量均呈现逐步增加
态势, 且增长速度逐渐趋于平稳。2011 年启动第二轮等级医院评审
再次对各级医院"争创三级"的行为产生激励作用, 因此 2012 年三
级医院数量有较为明显的增长。而 2013 年以来民营医院的迅速发展
也让一级医院数量增加较为迅速。这一方面说明新举办的医疗机构
服务能力有待进一步提升, 另一方面反映在等级评价过程中政府能
否给予公立医院和民营医院公正合理评价的问题。

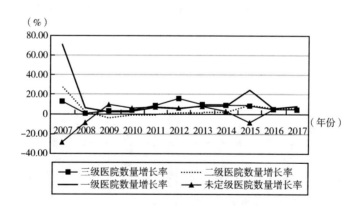

**图 5 – 2 全国各级医院数量增长率 (2006 ~ 2018 年)**

资料来源: 中华人民共和国卫生部: 历年《中国卫生统计年鉴》, 中国协和医科大学出版
社 2007 ~ 2012 年版; 国家卫生和计划生育委员会: 历年《中国卫生和计划生育统计年鉴》, 中
国协和医科大学出版社 2013 ~ 2017 年版; 国家卫生健康委员会:《中国卫生健康统计年鉴
2017》, 中国协和医科大学出版社 2018 年版。

以周期性评审和不定期重点检查为特征的医院等级评审制度广

泛应用的同时，政府部门对医院的评价还包括卫生行业作风建设、医院管理年活动和执业许可证校验管理等一系列管制措施，但整体而言，由于政府与公立医院"管办不分"、对民营医院难以"一视同仁"等导致由政府主导的医疗机构声誉评价存在诸多问题。2017年9月国务院发布《关于取消一批行政许可事项的决定》，取消了三级医院评审结果复核与评价，鼓励第三方评价机构对医院进行评审，并将政府角色定位为规则制定者和监督者，而不再是评审主体。从发展趋势看，中国医疗机构第三方评价体系正在不断发展和完善。

理论与实践证明，在医疗机构声誉机制方面，政府对医疗机构的行政等级评价属于政府过度管制的一种。因为声誉本质上是行为主体在市场中通过长时间诚信经营而形成的良好形象和口碑，并非由政府行政部门自上而下评级而赋予声誉主体等级的高低。因此，卫生主管部门对医疗机构等级评价不可避免地存在以下缺陷：

1. 政府主导声誉评价影响竞争环境的公平性。公立医疗机构是由政府出资设立、纳入财政预算管理的医疗机构，享受政府补贴和减免税等优惠政策。而民营医疗机构是具有私人性质的医疗机构，包括大部分由社会出资设立的营利性机构和少数非营利性机构。这部分营利性民营医疗机构需要按照物价管理部门统一标准进行收费，但由于营利性质而无法享受政府补贴等优惠政策，且需要按照一定规章制度承担纳税义务，进而难以与公立医疗机构展开公平有效的竞争。另外，公立医疗机构的管理方、评价标准的制定方与执行方都是政府部门，缺少社会团体、公众的参与和监督，[①] 因此，政府主导声

---

① 郭静清、牟岚、金新政：《医院分级管理制度研究》，《卫生软科学》2013年第8期。

誉评价过程中不可避免存在偏袒公立医疗机构的问题。

2. 政府主导声誉评价指标设置不够合理、评价质量不高。目前政府主导医疗机构评价的标准主要偏重于医疗机构的组织结构和财务指标，基于患者视角的评价指标以及对推动医院长期发展的非财务指标相对较少。[①] 政府评价过程中采用大量硬性指标，如通过医疗设备数量、拥有高级职称的医师人数等来衡量医疗机构规模和人员结构质量，可能导致对医疗资源的盲目追求和资金的浪费，也可能产生"供给诱导需求"的道德风险。另外，医疗机构评级标准中大部分是可量化指标，而这些指标主要来自各医疗机构的填报，因此可能存在医疗机构虚报信息、故意隐藏信息等机会主义行为，降低了评价结果的质量和可信度。

3. 政府主导声誉信息评价的信息反馈机制效率低。中国公立医院在医疗服务市场中占主导地位，提供了大部分的医疗服务，公立医院的监督、评级和管理主要由卫生行政主管部门负责。在声誉评价结束后，政府会把评价结果再反馈给医院，要求医院对不足之处进行改进，但这一过程缺乏专业性以及独立机构的监督和指导，结果可能是形式大于实质，很难起到太大的整改效果。[②] 事实证明，"管办不分"的管制体制不利于医疗服务供给主体声誉信息的高效传播。一方面，该体制下，管制者与被管制者有利益关联，公立医疗机构声誉也会影响卫生行政部门的考核，因此行政部门无法准确、完整、及时地披露公立医疗机构的相关信息。另一方面，这种管制体制会阻碍市场化的

---

① 李莉：《我国公立医院绩效评价存在的问题及其原因》，《企业家天地（理论版）》2011 年第 8 期。

② 陈卉：《有效激励约束：构建政府与公立医院合约的关键》，《中国社会科学报》2017年 10 月 25 日第 7 版。

信息传播。在卫生行政管理部门对医院的信息传播占有主导权时，医院更愿直接向行政部门寻租。且在这种政府自上而下的声誉评价机制下，真正的有切身感受的患者声誉反馈信息在评价体系中所占比重较小，广大患者的就医评价与体验只能通过传统口口相传或者网上零星的发言进行传播，且相关反馈渠道也不完善，患者参与度低。其结果，卫生主管部门很难准确、完整、及时地掌握医疗服务从业机构或人员相关信息，不利于信息的高效传播，信息传播效率较低。

4. 政府主导声誉信息评价导致医疗服务资源配置效率低。政府对医疗机构进行分级评价的初衷在于对医疗机构的分级管理，同时通过各级医疗机构间的双向转诊及服务支持提高医疗服务供给质量和效率，但实际效果却不尽如人意。由于医疗服务效果的差异性、不可逆性等特点，直接影响患者生命健康，因此患者通常希望选择医疗服务提供能力更强，也就是医疗服务质量更高的医院。由于医疗服务市场较严重的信息不对称，单个患者掌握的医疗机构服务质量信息有限，而以政府信用为背书"三级十等"的医疗机构分级恰好为患者提供了"直观"的信息，也比较便捷，则患者很容易把医疗机构等级与服务质量挂钩，进而导致大量患者涌向高级别医疗机构。如图 5 – 3 所示，三级医院数量比例小于 10%，但就诊人次比例却达到 50% 以上。图 5 – 4 表明医院等级与病床使用率成正比。而基层医疗机构由于资金、土地、人才等要素限制，在等级评审方面处于不利地位。这造成三级医院"人满为患"，而基层医疗机构则呈现"门可罗雀"现象，导致大量医疗设备及资源闲置，降低医疗资源利用效率。

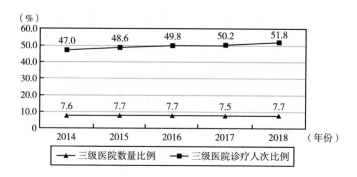

**图5-3 三级医院数量和诊疗人次比例**

资料来源：中华人民共和国卫生部：历年《中国卫生统计年鉴》，中国协和医科大学出版社2007~2012年版；国家卫生和计划生育委员会：历年《中国卫生和计划生育统计年鉴》，中国协和医科大学出版社2013~2017年版；国家卫生健康委员会：《中国卫生健康统计年鉴2017》，中国协和医科大学出版社2018年版。

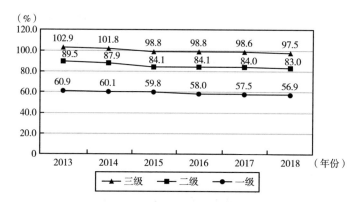

**图5-4 等级医院病床使用率**

资料来源：中华人民共和国卫生部：历年《中国卫生统计年鉴》，中国协和医科大学出版社2007~2012年版；国家卫生和计划生育委员会：历年《中国卫生和计划生育统计年鉴》，中国协和医科大学出版社2013~2017年版；国家卫生健康委员会：《中国卫生健康统计年鉴2017》，中国协和医科大学出版社2018年版。

5. 政府主导声誉评价结果很难达到激励约束医疗机构行为的作用。首先，目前政府主导的医疗机构评价体系采用大量硬性指标（如医疗设备数量、高级职称的医师人数、床位数等），较少考虑较难核实患者感知服务质量的内容。此时，医疗机构倾向于提高硬件设施建设水平，而非真正以患者为中心满足患者各种需求，不仅会造成医院的经营负担加重，且最终通过过度医疗方式转嫁到患者身上，成为"看病贵"的部分原因。其次，医疗机构评审制度的初衷是通过评审监督医疗机构行为，引导医疗机构提供优质服务。然而，由于缺少对医疗机构行为进行约束的相应制度，医疗机构评级制度及其与财政拨款等指标挂钩的规则产生的效果是，医疗机构竞相争取更高等级，以获取更多政府拨款和更高收费标准。对医疗机构进行评审并不能起到激励约束作用。这是因为，评审结果与医疗机构身份和定位直接相关、"一评定终身"的规则让多数医院在前期注重评价制度各项指标，而忽视评上级别后提升服务质量的落实。虽然《医疗机构管理条例实施细则》规定医疗机构评审包括周期性评审与不定期重点检查，但长效管制机制的缺失使其流于形式，很难真正起到激励约束作用。[1] 最后，缺乏降级退出机制让多数医疗机构忽视评审周期结束后医疗服务质量的持续改善，很难真正起到激励约束作用。

## 二、医疗机构声誉信息第三方评价机构供给的应用实践

近些年来不断发生的医患纠纷，甚至医闹伤人事件，很大程度上来源于信息不对称导致的公众对医疗机构的不信任。而权威机构、国家机关发布的医疗机构声誉正式评级，能够对患者的就医选择产生显著的正向影响。政府主导的医疗机构声誉评价存在评价标准设置不科学、评价周期长、资源配置低效率以及激励约束效果弱等弊端，因此构建权威有效的第三方声誉评价对于降低信息不对称程度，帮

---

① 文裕慧、仲西瑶：《医院评审评价制度的理论分析与对策研究》，《中国物价》2016 年第 10 期。

助公众选择信任的医疗机构从而改善医患关系具有重要意义。

1. 第三方评价机构供给的优势。第三方医疗机构声誉评价指的是独立于政府、医疗机构以外的专门机构或组织对医疗机构展开独立、公正、客观地声誉评价的一种方法。第三方机构可以是行业协会、社会评估机构、专家代表或其他非营利性组织。第三方机构声誉评价具有以下优势：（1）第三方机构声誉评价结果的独立性。第三方的医疗机构声誉评价体系有助于避免政府主导声誉评价的行政性，能够较为独立、有效地反映医疗机构诊疗效果、服务质量、科研创新等多方面的综合水平。由第三方评价机构对医疗机构声誉进行评价可有效地避免评价过程中的行政干预和形式主义。（2）第三方机构声誉评价结果的公正性。与政府主导评价不同，第三方评价机构主要代表社会力量对医疗机构的关注，因此从评价主体上提高了医疗机构声誉评价的公正性，更有效地反映医疗机构的综合能力。第三方评价还可通过评价过程的公开、透明，增强群众参与度，提高评价结果的公信力，促进声誉信息传播，重建对医疗机构的信任，改善医患关系紧张的局面。① （3）第三方机构声誉评价的专业性。第三方评价机构成员大多来自医疗专家和科研单位，由专业人士组成，在评价主体的选择与培训、评价指标的制定、评价数据的处理、评价结果的判断等方面拥有相应的理论基础和专业化工具，能够使评价标准和评价过程更具科学性。而且反馈的整改内容和建议更具有专业性、实质性、指导性和可操作性。综观国际上一些第三方评价机构往往有着成熟、易于操作的标准化评价流程，能在较快时间内得出有效的评价结

---

① 钟笛、杨毅、高山：《论构建公立医院第三方声誉评价体系的必要性》，《现代医院》2014 年第 7 期。

果。另外，第三方评价机构可有效地利用资源、集中优势力量研究医疗机构声誉评价理论和方法，在借鉴国外先进评价方法的基础上制定符合中国国情的科学方法，进一步提高医疗机构声誉评价的质量与专业性。（4）第三方机构声誉评价有助于促进信息供给多元化。第三方评价机构提高了医疗机构声誉评价市场上的竞争程度，也为医疗服务需求方提供了多元信息获取渠道，可在一定程度上缓解医患双方间的信息不对称。（5）第三方机构声誉评价有助于激励医疗机构提升服务质量。与"一评定终身"的政府主导评价机制不同，第三方评价机构每年更新的排名能够提高医疗机构的竞争意识，激励其提高医疗服务质量与效率，进而在医疗机构声誉竞争中提高竞争力，以获取更好的发展。

鉴于第三方评价机构的优势，政府制定政策鼓励第三方评价机构对医疗机构展开独立的声誉评价。2015 年 5 月 17 日，国务院办公厅印发《关于城市公立医院综合改革试点的指导意见》，文件中明确提出要落实公立医院自主权，完善多方监督机制，探索构建公立医院第三方专业机构评价体系。2016 年 12 月 27 日，国务院印发《"十三五"深化医药卫生体制改革规划》，鼓励符合条件的第三方积极开展或参与评价标准的咨询、技术支持、考核评价等工作，推动医疗机构考核评价由政府主导逐步向独立第三方评价转变。充分发挥行业协会学会、高等院校、科研院所等作用，积极培育第三方评价机构。

2. 第三方评价主体。目前中国医疗机构第三方评价主体主要包括以下三类：一是由行业协会开展的第三方评价。如中国医院协会及其分支机构对各省市医院进行的评价评估、中国非公立医疗机构协会针对其会员单位所进行的社会信用和服务能力星级的双项评级工作等。二是由大学和相关研究机构推出的以排行榜为形式的第三方评价。2010 年起复旦大学医院管理研究所每年推出《中国医院专科声誉排行榜》和《中国医院排行榜》，对国内医疗机构及既有的评级标准和方式产生较大影响；2012 年起中国医学科学院医学信息研究所每年推出《中国医院科技影响力排行榜》，以各医疗机构科技投入与产出及其学术影响等为指标进行排名。三是借鉴国外医院评价标准开展的第三方评价。2012 年国家医院管理研究所采用美国国际联合委员会（Joint Commission International，JCI）的方法，指导全国诸多三级医院运用 PDCA（Plan、Do、Check、Act）循环理论、系统追踪和个案追踪等手段进行医疗机构评审；2015 年，云南省医院协会与云南医泰医疗评价信息咨询有限公司在 JCI 标准的基础上共同开发了第三方医院社会满意度评价软件，并于 2017 年出版了《临床重点专科医泰评价标准》，将临床重点专科评价与社会满意度评价相结合，该机构对全国 120 所医院进行社会满意度评价和对 30 所医院 43 个临床重点专科进行评价，是中国首次由一个与国际完全接轨的非政府社会中介机构独立地对医疗机构服务质量进行第三方评价。①

在全国范围内医疗机构第三方评价不断发展的同时，各省市、地区也在为提升医疗机构声誉评价效率、提高医疗服务质量进行积极的探索和尝试。2008 年成立的海南省医院评鉴暨医疗质量监管中心在医疗机构评审中提出"围评价期"理论，在一个较长的评价周期内对医疗机构进行评价，形成"海南模式"，成为各地借鉴的创新性第三方评价模式。为进一步了解我国第三方评价机构的发展，本书以

---

① 贺冬秀等：《我国医疗服务质量第三方评价现状与实施对策研究》，《现代医院》2018 年第 2 期。

复旦大学医院管理研究所和香港艾力彼医院管理研究中心为案例，分析医疗机构声誉评价信息第三方供给模式。

（1）复旦大学医院管理研究所。在借鉴美国"最佳医院排行榜"评价方法的基础上，复旦大学医院管理研究所于 2010 年开始推出排行榜，评选出中国百佳医院和 37 个临床专科领域内的十佳医院。经过多年完善和实践，中国医院及专科声誉排行榜得到全国大多数医院认可，是目前中国最为重要的医院排行榜之一。一般来说，对医院服务质量评价可从基础设施、服务过程和结果等方面衡量，然而，考虑到中国医院数据收集难度大、数据可信度不高以及服务结果难以具体衡量等现实问题，复旦大学医院管理研究所并没有将具体的医院床位数量、仪器设备数量等"基础设施"指标和就诊率、病死率、安全事故率等"服务结果"指标纳入医院排名方法中，而是选择采用社会声誉来反映"服务过程"，并采用可持续发展能力来反映医院科研能力，综合确定医院排名。①

对医院临床专科的社会声誉评价主要以中华医学会专科主任委员和全体委员、各省医学会专科主任委员等为调查对象，通过向专家发送挂号信的形式，要求专家在综合考虑学科建设、临床技术与医疗质量、科研水平三方面因素的基础上，评选出本专业领域内国内排名前十的医院。根据总体得分进行排序得到医院排名，形成《中国医院排行榜》。在此评价过程中，复旦大学医院管理研究所还根据医院专科声誉得分排名推出《中国医院专科声誉排行榜》，根据医院社会声誉得分排名推出《中国医院声誉排行榜》，并且将全国划分为华北、华中、

---

① 孙国根：《国内最佳医院排行榜的启示：临床能力是根本——访复旦大学医院管理研究所所长高解春教授》，《医院院长论坛》2011 年第 3 期。

华南、华东、西北、东北、西南 7 个区域，分别对各个区域位列前 20 名的综合性医院进行公示，形成各区域的医院综合实力排行榜。

以社会声誉和科研能力为指标对医院进行排名的评价方式，在实践中取得成功。一方面，评价过程邀请各专科领域内的顶级专家参加，并且医生参与程度逐年上升，提高了评估结果可信度。另一方面，排名结果主要以同行评价和科研成果为标准，并且向专家寄出的调查表形式简单、填写方便，因此提高了评价工作可操作性。复旦版医院排行榜产生了较好的社会效益：一是医院排行榜为患者就医决策提供了有效信息，减少了患者在寻医过程中的搜寻成本；二是医院排行榜为各专科领域设定了专科能力的参考标准，有助于推动各专科的发展；三是医院排行榜不仅可作为被评价医院绩效考核的依据，同时也为进入榜单的医院传播了声誉信息，激励相关医院进一步提高服务水平。

然而，复旦版医院排行榜也存在不足之处。首先，向专家寄出调查表的回复率不高，2018 年被邀请参与评价的 4630 名专家中，有 2964 名专家寄回了调查表，回复率达 64.1%，与 2010 年的回复率 44.24% 相比显著上升①，但总体回收率仍有待提高。其次，考察社会声誉指标虽然能够有效避免由医院规模指标带来的过度追求发展规模问题，但由于专家评价具有主观性且难以量化，可能导致评价结果存在争议。另外，强调医院科研学术能力、重视 SCI 论文数量可能会导致医院过度追求学术科研而忽视临床疾病治疗能力的提升。

（2）香港艾力彼医院管理研究中心。创办于 2004 年的香港艾力彼医院管理研究中心是一所从事医院管理研究、专业进行医院评价

---

① 《最新复旦版〈中国医院排行榜〉发布》，2018 年 11 月 23 日，http：//m. sohu. com/a/ 277340358_100017232.

的第三方评价机构，目前在医院管理咨询等领域向全国 500 多家大中型医院提供服务，对 3000 多家医院进行医疗服务评价，且形成了五大代表性评价体系：中国医院竞争力排行榜、中国医院竞争力（民营）星级认证、中国医院竞争力论坛、中国医院竞争力联盟、医院蓝皮书。① 坚持"用数据说话"、多渠道收集数据并对数据进行科学筛选和处理，使艾力彼医院管理研究中心在医疗服务评价领域享有较高声誉。

2010 年，艾力彼医院管理研究中心首次推出全国县级医院百强竞争力排名，到目前已经形成"四横三纵"医院竞争力榜单布局。其中"四横"包括顶级医院 100 强、省会市属医院 100 强、地级城市医院 100/500 强和县级医院 100/500 强，"三纵"包括非公立医院 100/500 强、中医医院 100/500 强和省域医院 30/50 强。"四横三纵"的医院分层方式满足了中国目前分级诊疗制度下对不同层级医院的定位，为各层级医院的医疗服务质量改进提供了行业标杆。推出各类医院竞争力排行榜的同时，香港艾力彼医院管理研究中心在借鉴多年来第三方医院分级评价的经验，并参考国内外医院认证标准、商业保险公司健康险认证标准以及标准普尔、穆迪等债券评级机构评级标准的基础上，提出了以医院专业化管理、质量与安全、服务与就医体验和财务与控费四大模块为核心的《中国医院竞争力·星级认证》标准，认证体系涵盖了对诊所、医院以及医院专科的认证。星级认证结果包括 5 星级至 1 星级五个等级。星级医院认证服务的价值在于其能够为医院、患者以及卫生行政部门等带来共同利益。对于被认证医

---

① 庄一强等：《医院竞争力综合排名方法的研究》，《中国医疗管理科学》2016 年第 3 期。

院而言，通过专业团队在管理、流程和服务质量等方面的科学评估，对及时发现并整改现有问题、提升医院服务质量和竞争力具有较大的推动作用；对患者而言，认证结果保障了医疗服务质量，并为患者选择就医提供参考依据；对政府卫生行政部门而言，星级认证拓宽了医院等级评价的信息来源，同时树立了更加完善的医院评价标准，是中国现有医院等级评审的有效补充。

综上分析，尽管中国医疗机构声誉评价信息供给体系改革起步较晚，但第三方评价机构以其特有的优势弥补了政府主导医院等级评审制度的不足，且第三方评价机构表现出良好的发展态势。[①]

### 三、医生声誉评价信息供给制度

医生声誉是指医生长期执业过程中公众形成的对其专业能力水平及服务态度的预期，当医生选择在医疗机构执业时，其声誉往往与医院声誉相联系，由于医疗机构由大量医生组成，从长期来看，医疗机构声誉将超越医生声誉对患者就医选择产生的影响，即患者在医疗机构声誉的基础上对医生进行选择。当医生选择在医疗机构就职时，该医疗机构就是医生声誉的载体，且医疗机构声誉会随医生努力程度而不断积累。

医生声誉经由长时间学习和实践过程不断积累起来，需要大量时间和资金成本，因此具有很高的退出成本。考虑到未来发展和职业前景，为建立良好声誉，医生一般会选择提供优质的医疗服务。然而，现阶段中国医生大多选择在各医疗机构执业，考虑到医疗机构声誉的影响力远胜过个人声誉，加上医疗市场上较严重信息不对称问

---

① 周小梅、张莹：《我国医疗机构声誉评价信息供给模式与改革取向》，《治理研究》2020 年第 2 期。

题，很多医生不愿意对自身声誉进行投资，而是考虑短期利益提供医疗服务，如医生的"大处方""诱导需求"等行为。

中国目前对医生的评价主要是分级晋升的职称制度，主要包括临床体系和教学科研体系。临床体系医生职称包括初级职称（医士、医师/住院医师）、中级职称（主治医师）、副高级职称（副主任医师）和正高级职称（主任医师）；教学科研体系医生职称包括讲师、副教授和教授。2019 年末，卫生技术职务（聘）结构：高级（主任及副主任级）占 8.3%、中级（主治及主管）占 20.1%、初级（师、士级）占 62.6%、待聘占 9.0%。[①] 不同职称分别与不同水平的薪酬、福利、可支配的单位资源和社会地位等挂钩。一位医生可同时在两个并列的体系中发展，获取两个相对应的职称。从本质上看，这种医生职称制度属于"行政等级制"，即由职称所表现出来的医生能力和相应的待遇等级是根据行政制度划定的，而不是由市场评价机制决定的。显然，对医生职称等级进行划分具有一定合理性，"均等化"的收入分配会降低医生提升服务能力的积极性，职称评定制度可有效地激励医生提高自身价值，追求更高的声誉和待遇水平。而采取行政手段确定医生职称的主要原因在于，如果存在能够自由流动的医生人力资源市场，进而存在每个医生的"市场价"，则政府部门和相关医疗机构就能够根据市场价格来区分医生能力高低并给出相应待遇水平，不需要医生职称制度。然而，在中国现有医疗服务市场上，并不存在足够数量能够自由流动的医生资源，因此也就不存在医生"市场价"，为确定医生的不同收入级差和待遇，就需要由行政制度

---

① 国家卫生健康委员会：《2019 年我国卫生健康事业发展统计公报》，2020 年 6 月 6 日，http：//www.nhc.gov.cn/guihuaxxs/s10748/202006/ebfe31f24cc145b198dd730603ec4442.shtml。

对医生职称等级评价作出规定。

根据中国现行医生职称晋升制度，每一级晋升过程除了一定工作年限、通过相应考试、任职期间没有医疗责任和技术事故等标准外，还有对应的学术研究成果要求。由原卫生部颁发的《临床医学专业中、高级技术资格评审条件（试行）》规定，评聘主治医师要求发表2篇及以上学术论文，评聘副主任医师要求以第一作者发表学术论文4篇（其中核心期刊2篇）并主持承担厅局级或省级科研课题，评聘主任医师要求以第一作者发表学术论文5篇（其中核心期刊3篇）并主持厅局级、省级或国家级科研课题。有关学术论文发表的要求成为医生职称晋升过程中重要指标的原因在于，在对医生等级进行评价的过程中，医生能力和道德水平是两个重要的衡量标准，但这两项指标难以通过具体的方式进行量化和测度，因此缺乏可靠性和说服力，而学术论文在数量上具有确定性，质量上可通过所刊登的期刊等级来确定，且可随时被社会大众核实，因此具有较强说服力，进而成为政府部门划定医生等级、取信于公众的有效指标。然而，以学术论文数量和质量对医生职称进行划定显然存在不合理之处，因为其无法准确地反映医生真实医疗服务能力和道德水平。从医生职业发展方向出发，可将医生分为两类：一是专业从事医学方面科学研究的医学专家；二是专注于临床的疾病诊疗专家。对于疾病诊疗专家而言，其工作重心应该是临床疾病治疗，而过分注重科研能力职称评定过程则会带来激励扭曲现象，即大量医生重视学术论文发表而忽视临床能力提升和医德的树立，甚至出现学术造假现象，最终结果可能是存在大量高职称低水平的医生。

针对医生职称晋升制度始终存在各方争议，近年来全国范围内进行了制度改革探索，各地开始改革试点。例如，2017年8月，辽宁省人社厅颁布《关于做好 2017 年全省职称有关工作的通知》，将职称评审管理权限下放到省内各高校、科研院所和医疗机构；2018 年 1 月，国务院办公厅颁布《关于改革完善全科医生培养与使用激励机制的意见》，将论文、科研作为基层全科医生职称评价的非硬性规定，着重考察临床工作能力；北京市颁发《关于深化职称制度改革的实施意见》，全面推行代表作制度，医生可选择最能代表其能力的成果进行考核；湖北省首次提出取消对外语和计算机水平的要求，明确建立职称申报评审诚信档案和失信黑名单制度，同时在三甲医院进行试点，实行竞岗聘任，强化医生在聘期内的考核和竞争。目前中国仍缺乏由第三方评价机构对医生进行的评价，但可以预见的是，随着各地改革试点的不断深入，中国对医生的评价制度正在日趋完善。

　　回顾中国医疗服务供给主体声誉评价模式演进历程发现，在"管办不分"的医疗服务供给体系下，医疗服务供给主体声誉评价是在政府主导下的"自上而下"体制。而政府主导医疗服务供给主体等级评审存在评价结果不公平、评价指标不合理、评价过程低效率和降低医疗服务资源配置效率等问题。显然，政府主导医疗服务供给主体声誉评价体现了对计划经济体制的路径依赖，该制度存在的局限也是计划经济体制固有的局限。伴随政医分离改革、公立医疗机构产权制度改革以及放松进入管制改革，中国医疗服务市场竞争格局逐步形成。面对多元的医疗服务供给主体，医疗服务供给主体声誉评价制度正在由政府主导评价向引入第三方评价机构转变。尽管中国医疗机构第三方评价机构已有较好的发展势头，但目前第三方评价机构尚存在独立性不够、获取的信息质量不高等问题。中国医疗机构第三方评价机构的发展还有很长的路要走。

# 第六章　医疗服务供给主体声誉形成机制：启示与经验借鉴

市场声誉机制与医疗服务声誉评价机制是优化医疗服务供给主体声誉机制的关键。本章选择典型案例，分析中国台湾地区开放医疗服务领域引入市场声誉机制，探讨互联网医疗市场自发秩序下医疗服务声誉信息供给，以及比较分析美国和日本等医疗服务供给主体声誉评价模式，以期从中获得启示和经验借鉴。

## 第一节　多元化供给优化医疗机构声誉机制：中国台湾地区的启示

2002 年，世界卫生组织评价中国台湾地区的医疗服务为亚洲排名第 1，世界排名第 6。截至 2012 年，台湾地区共有 14 家医院通过美国 JCI 国际医院评鉴，该评鉴标准受到全世界公认，代表了医院服务和管理的最高水平，在国际上享有美誉，成为诸多国家和地区学习的典范，而这与其发达的私立医疗服务体系密不可分。

### 一、中国台湾地区医疗服务供给体系的多元化

台湾地区发展以社会资本办医为主的医疗卫生服务供给模式，

目前已形成了由医学中心、区域医院、地区医院及基层医疗单位构成的医疗网格局面。截至 2018 年，台湾总计有 483 家医院，包括 402 家非公立医院及 81 家公立医院，民营医院的市场份额达到 83.3%；医院住院总人次 35.85 万人次，其中公立医院占 29.06%，非公立医院占 70.94%；执业医师人员数 25.8 万人，相当于每千人拥有 10.9 个执业医师；院所病床数 16.8 万张，每千人口床位数 7.1 张，医疗资源丰富，能够满足民众的就医需求（见图 6－1）。①

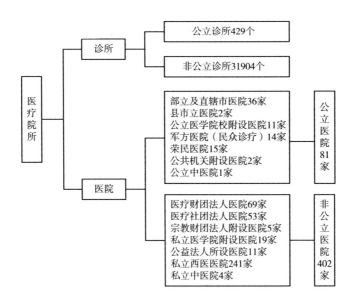

图 6－1　2018 年台湾地区医疗服务供给体系

资料来源：台湾地区卫生福利部，htts：//clep. mohw. gov. tw/Dos/mp－113. html。

## 二、医疗服务领域引入民营医疗机构为优化声誉机制提供了条件

20 世纪 70 年代，为解决民众就医问题，台湾地区大力发展民营医疗市场，鼓励民间资本进入医疗服务业参与竞争。自 1995 年 3 月 1

---

①　应虹：《台湾医院医疗管理经验的借鉴与思考》，《现代经济信息》2019 年第 6 期。

日实施全民健康保险以来，台湾地区对公立医疗机构和民营医疗机构一视同仁，所有医疗机构（包括公立和民营医疗机构）均可申请加入健保特约单位。同时，台湾地区对医疗机构采取平等的第三方评价制度。从1999年起，每三年对医疗机构进行评价，由卫生署、医师公会、医院协会、私立医疗院所协会共同出资建立的财团法人机构的第三方机构——医院评鉴与医疗品质策进会对公立和民营医疗机构进行公平公开公正的评鉴。只有通过医院评鉴的机构才能签订全民保险合约医院，且评鉴结果与健保报销给付比例直接挂钩，通过网络向社会公众公布，使得人们可及时了解每家医疗机构的评鉴等级和发展变化。这些规定从制度上保障了民营医疗机构与公立医疗机构在医疗服务市场上处于平等竞争的地位，不仅促进民营医疗机构的健康发展，而且优胜劣汰的机制还会激励医疗机构有动力和维护良好声誉，进而改善医疗服务质量。

### 三、集团化发展促进医疗机构维护良好声誉

由于开放的政策制度和公平的竞争环境，台湾地区医疗机构面临密度高、专业强、市场有限的竞争。为此，台湾民营医院在20世纪90年代开始进行集团化探索，大致经历三个阶段：第一阶段为经营摸索期，逐渐树立品牌；第二阶段为大胆扩张期，扩大连锁范围；第三阶段为精致发展期，制定管理标准。实践证明，民营医院集团化策略获得了巨大成功，目前荣总医院、长庚医院、慈济医院、彰化基督教医院、台大医院、马偕医院等11个大型医院集团的总病床数占到台湾地区总病床数的50%以上。这些集团属于医疗社团法人、医疗财团法人、宗教财团法人，而长庚医院是财团法人模式新兴力量的开创者。长庚医疗体系有7家医院、1个护理之家、1个养生文化村，

总床位达 10000 张，服务量占台湾地区总服务量的 8%～10%。集团化发展为统一管理和建立标准奠定了基础，同时形成规模效应，通过降低运营成本减少费用支出，提高了医疗机构的风险抵抗能力。[①]

随着医疗服务需求不断增加，为减少医疗健保费用支出，1998年开始，台湾地区全面实施总额预算制度，即可支付的医疗总费用是固定的。为应对财务压力以获得较多收益，吸引患者成为竞争的关键。为吸引更多患者就医，医疗机构需不断提升技术水平和服务质量，注重人性化服务和患者的需求，以赢得患者口碑和信任。2007年以来，台湾地区开始正式全面施行新制医院评鉴及新制教学医院评鉴：以患者的医疗服务评价取胜，并以患者为中心来重新思考与规划医院应有的经营策略及制度。在此背景下，台湾地区医疗机构推行"全面质量管理"。第一，实施以患者需求为导向、全员和全过程的品质管理，通过品质管理委员会对全院的服务质量进行监管，医疗、护理等各分委会设有标准组、监测组、促进组，对各项质量管控指标进行日常督查和持续改进。第二，根据 PDCA 循环管理原理，运用品质控制循环、临床路径、标准作业流程、"5S"现场管理法、ISO 质量认证等多种先进管理工具不断改善医疗质量。第三，坚持以人为本，注重服务细节。在人员培训上，除了开展专业性培训外，还重视综合素质培训，提高医务人员职业素养与服务意识；在医疗服务上，医院工作制度、流程均充分考虑患者利益和需求，优化每一环节的就医流程，尽量减少患者和家属不必要的麻烦；另外，医院还注重文化建设，注重人文关怀和就医环境，营造舒适温馨的氛围。通过系统性、规范性的措施和制度，医疗机构的品质管理和文化建设不断完

---

① 蒲皆秀：《台湾地区医疗卫生管理考察体会》，《海南医学》2013 年第 5 期。

善，患者能够享受到优质和便捷的服务，进而患者满意度和医院声誉不断提高。[1]

台湾地区医疗服务领域的开放拓展了私立医疗机构的发展空间。一方面，为医疗服务领域市场声誉机制的形成提供了良好的制度环境；另一方面，市场声誉机制引导下医疗机构不断改善服务质量。台湾地区通过多元化供给优化医疗服务供给主体声誉机制为我们提供了启示。

## 第二节 市场自发秩序下医疗服务声誉信息供给：互联网医疗平台的启示

互联网医疗平台拓宽了医疗服务信息传播的渠道和效率。互联网医疗的发展为实行多点执业政策提供了便利，医生多点执业模式下，声誉信息传播效率提高，医生建立与维护声誉的动力增强。分析市场自发秩序下互联网医疗平台中声誉信息的动态传播过程与声誉信息传播特点，可为进一步完善医疗服务供给主体声誉评价机制提供启示。

### 一、市场自发秩序下互联网医疗平台信息传播机理

根据关于信息传播对医疗服务供给主体声誉形成影响机制的分析，在医疗服务领域，患者或公共媒体可在现实中相互交流信息，也可通过互联网在网络社会中传播医生执业行为相关信息，声誉可超过其交易范围，突破时空限制，但社会中信息传播的有效性会影响医生声誉机制发挥作用。信息传播从人与人之间口头交流，到在社会中

---

[1] 高和荣、季晓静：《台湾民营医疗机构的发展经验及其借鉴》，《台湾研究集刊》2016年第 2 期。

形成信息网络，信息传播效率提高有利于医生声誉机制信号发送，患者对医生的反馈与评价也通过信息网络影响医生声誉的形成。互联网医疗平台上有患者评价医生的信息、患者分享就医经验的帖子和患者交流社区等功能，这些功能不仅可以使医生方便、高效地发送声誉信号，还能帮助潜在患者通过浏览、筛选医生评价与患者分享就医经验等信息有效阻拦信息传播中的噪声，更好地接收医生发送的声誉信号，医生的声誉信息传播效率得到提高。如图 6 - 2 所示，与传统医疗服务供给模式不同，患者不再只是被动地接受医生的治疗建议，还可对医生的医疗服务做出评价，互联网医患沟通平台做到双向沟通交流。患者通过在互联网医疗平台中与医生充分沟通，接受医疗服务后可提供客观真实的评价，通过互联网医疗平台构建声誉网络，使医生的声誉信息在互联网医疗平台中更有效率地传播。

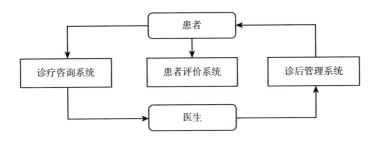

**图 6 - 2　互联网医疗平台沟通示意**

## 二、互联网医疗市场自发秩序下的声誉反馈机制：以"好大夫在线"平台为例

在互联网医疗平台中，"好大夫在线"运营时间长，业务成熟，服务机制完善，用户覆盖率高。"好大夫在线"创立于 2006 年，经过数年的功能优化和用户沉淀，"好大夫在线"已成为中国最大的在线医疗服务平台。患者可登录网页端或移动客户端以文字、语音、图

片等不同方式与医生交流，医生提供知识科普、一对一的医疗咨询、预约就诊、疾病管理等服务。截至 2021 年 6 月 29 日，"好大夫在线"收录了全国 9722 家正规医院 84 万名医生信息。其中，23 万名医生直接向患者提供线上医疗服务。① 在医疗服务方面，"好大夫在线"不仅提供了覆盖广且更新及时的医生、医院、疾病、门诊等相关信息，也为用户提供多种医疗服务，包括在线咨询服务和线下转诊预约服务。医生和患者可在线进行图文和电话交流，医生根据患者提交的病情资料和问诊信息，提供相应的咨询建议或诊疗方案，为复诊患者开具电子处方，送药到家，或者引导患者到线下医疗机构进行就诊，患者接受服务后可对医生的治疗效果和服务态度投票，是在线医疗服务声誉反馈机制中重要的组成部分。另外，"好大夫在线"平台医生和个人实名注册需要得到平台审核，给医生评论打分也需要真实的就诊经历，对于刷好评或恶意差评等行为，平台也出具了一系列严格的管理办法。为方便患者就医选择，"好大夫在线"平台上医疗机构主页上显示以下数据：医院 ID、医院等级、医院所在地区、在线满意度、在线患者量、医师主页的超链接。使用医生主页的超链接收集每位医生主页的以下数据：医生职称、医生图文和电话问诊价格、医生文章数量、礼物数量、患友会数量、平台推荐热度、医生在线满意度、诊疗满意度、态度满意度、医生所属科室、上次在线时间、个人网站开通时间等。这些信息在一定程度上反映了医疗机构及医生的声誉价值。

在互联网医疗平台上，医生的在线服务效用表现为在线问诊量，不仅可获得更多的经济回报，也显示了患者对医生的信任和认可。而

---

① "好大夫在线"首页信息，2021 年 6 月 29 日，https://www.haodf.com/。

医生的在线服务质量会正向促进用户的整体服务感知，从而增强患者在线选择意愿。患者在选择医生就诊前，会主动了解医生各项服务属性，如所属医院等级、临床职称、擅长领域和在线声誉状况等。互联网医疗平台提供了丰富的声誉反馈形式，包括患者对医生个体、服务质量的打分、评价、感谢信和礼物等。在线活跃度高，声誉较好的医生更容易获得访问、咨询用户的青睐。在线医疗平台上有大量来自全国各地的执照医生，而患者最终只会挑选一个最符合自身期望条件的医生。所以面对同类型疾病，在线医疗平台中的医生之间处于竞争关系，为了获得尽可能多的访问用户、在线问诊用户以及实现线下就诊转化的潜在用户，医生需要不断优化在线服务质量增强自身竞争力。

互联网医疗平台建立了较完善在线声誉反馈机制，功能类似于传统线下交易的口碑，有助于患者获取声誉评价信息进而做出合理就医选择。在线医疗服务中的患者评价属于电子商务声誉反馈形式，在线声誉良好的医生能够增强患者的信任，而感谢信、礼物等是患者对医生服务质量满意度的反馈，表达了对于医生服务质量和专业水平的一种认可，是一种积极正向的反馈。同时对于其他的后来患者，这是一种信息共享行为，能够增加对于医生的了解，减少信息不对称的负面影响。推荐热度是"好大夫在线"平台系统根据医生服务的患者数量、患者的评价等级及投票数量综合生成的一个推荐指数，该指数范围为 0~5，其中 5 为最高推荐。患者推荐热度也会展示在医生的信息页上，很直观地衡量医生在平台服务的受欢迎程度，对于后来患者具有积极的参考作用。

综上所述，在市场自发秩序下，互联网医疗平台利用其较强的信息反馈和传播功能让声誉机制更有效地引导患者就医选择，这对于促进互联网医疗平台的健康发展起到了积极作用，同时也为优化线下医疗机构及医生声誉机制提供了启示。

## 第三节　医疗服务供给主体声誉第三方评价：美国和日本的经验借鉴

发达国家第三方评价机构发展比较成熟，本书分析美国和日本等医疗机构第三方评价机构的发展，并与中国第三方评价机构进行比较分析，以期从中提炼值得中国借鉴的经验。

### 一、美国第三方评价机构的发展

作为最早在医疗质量管理中引入第三方评价的国家，早在 20 世纪 50 年代初，美国医院协会、医师协会和医学会等团体就联合组织医院评审联合委员会，并于 1987 年改名为美国医院评审联合委员会（Joint Commission on Accreditation of Healthcare Organizations，JCAHO），简称联合委员会（JC），该机构是独立于美国政府部门的医疗机构第三方评价机构。1988 年，该机构下设的国际联合委员会（JCI）成立，负责对外交流，为全球 60 多个国家和地区提供医疗机构声誉评价服务。JC 认证的医疗服务评价标准代表着医疗机构服务和管理最高水平，得到全世界公认和世界卫生组织认可，因而拥有很高的声誉资本。

从 1990 年开始就对国内医疗机构进行评价的"美国新闻和世界报道"（US News and World Report）是历史悠久、极具影响力的第三方医疗机构声誉评价机构，至今已对 5000 余家医疗机构进行了评价，其主要考评标准是各医疗机构处理疑难杂症和高风险病症的能力，由该评价机构提供的"最佳医院排行榜"上的 20 家医疗机构是美国乃至全世界范围内最为先进的医疗技术和水平的代表。

为确保评价的科学性，美国"最佳医院排行榜"的排名方法以定量评价为主，部分科室评价很难量化则采用定性评价方法。最佳医院评价首先确定 16 个待评价专科（肿瘤、心脏病、糖尿病和内分泌、耳鼻喉、消化科、老年病、妇科、肾脏病学、神经内科和神经外科、眼科、骨科、肺病学、精神病科、康复科、风湿科、泌尿科）。其中癌症、心血管、老年科、糖尿病和内分泌、耳鼻喉等 12 个专科的评价得分源于"数据分析"，主要基于四个维度的客观数据：（1）科室结构。主要对医院规模、护理人员数量、重症监护医师数量等指标进行评估。（2）医疗效果。主要对患者在入院 30 天内的生存率进行评估。（3）专家意见。主要通过对资质较高的医生进行问卷调查，要求医生在其专业领域内，在不考虑医院地点及治疗费用等因素的前提下列出其心目中实力最强的五大医院。（4）患者安全。主要根据美国卫生保健和质量管理委员会（Agency for Healthcare Research & Quality，AHRQ）提供的患者安全指标（Patient Safety Indicators，PSIs）进行评估，以量化潜在的住院并发症、手术和分娩后的不良事件等。每个医院各专科的得分由以上四个维度的数据收集汇总和加权后得出，其中医疗效果占比最高，为 37.5%；科室结构居于其次，占比 30%；而专家意见和患者安全占比分别为 27.5% 和 5%。与"数据分析"的 12 个专科不同，眼科、精神科、康复科以及风湿科这 4 种专科的评价得分主要依靠专业医生推荐，得到 5% 以上受访医生提名的医院即可进入"声誉评价"专科榜单。采取这种评估方式的原因主要在于这 4 种专科服务通常在门诊直接提供，且死亡风险较小，因此其"科室结构"与"医疗效果"等指标的数据很难定量获取。另外，还要对 9 种手术操作和疾病诊疗表现进行评价，此目的在于考察医院对某一手术操作或某一特定疾病的治疗能力，主要通过 30 天死亡率、7 天再入院率、住院时间、患者数量和满意度等指标来评估特定手术操作或疾病的治疗效果，根据评估结果将医院分为优秀、一般和不及格三个等级。综合 16 个专科和 9 种手术操作及疾病诊疗得分，分数最高的 20 家医院将被列入"最佳医院排行榜"。①

然而，由于侧重评价各医疗机构综合实力，部分单项专科实力较强的医院则无法入围"最佳医院排行榜"评选，因此"美国新闻和世界报道"同时单设对各专科的排名榜单，便于公众有针对性地获取医院相关信息。作为第三方医疗服务评价机构，"美国新闻和世界报道"为公众提供了全面的医院排名信息和各医院专科优势信息，但也同样存在不足。例如，由于缺少公开性的声誉调查数据供外部分析和验证，"声誉评价"指标的科学性受到质疑。

### 二、日本第三方评价机构的发展

经过近 20 年的发展和实践，日本医疗保健质量委员会（Japan Council for Quality Health Care，JCQHC）的医院审查制度是目前世界范围内知名度很高的医疗服务第三方评价机构之一。作为唯一得到日本政府授权的权威机构，JCQHC 主要从学术角度对日本国内医院质量进行审查，并成立由专业医务人员、律师、保险公司从业人员、国家经济组织成员、国家劳动组织成员和患者共同组成的评审委员会，为减少行政干预，将医院协会的人员排除在外，是完全独立的、非营利性的第三方评价机构。

---

① 侯胜超、秦方、张士靖：《美国几种医院评价方法介绍及启示》，《中华医院管理杂志》2012 年第 7 期。

JCQHC 按照被审查医院的类型及规模对其进行划分，并分别制订不同审查方案，审查过程主要包括申请阶段、文件审阅阶段、现场调查阶段、委员会决议阶段和认证阶段。首先各医院可自愿向 JCQHC 提出接受评审的申请，并提交关于医院运营、临床文件以及自我评价报告等文件，由评审委员会对所提交文件的规范性、自我评价报告的真实性及文件中所反映的医院服务质量进行审阅。此后评审小组入驻医院对其进行 2~3 天的现场考察，并依据相应评价标准给出该医院服务质量考核报告，包括详细评审意见、各考核项目具体得分、医院优劣势等内容。考核报告出具后由评审委员会对其展开讨论并最终裁定，对于存在争议的医院，重新派遣评审小组再次进行现场考察，对于通过审查的医院，由评审委员会发放证书进行认证。对医院而言，接受 JCQHC 审查并非强制性，而是一种自愿行为。但日本政府的相关规定（如通过审查的医院可获得保守治疗的资格，且可对其获得的认证进行宣传）提升了日本医院接受 JCQHC 审查的积极性，也为审查政策提供了权威性的保障。①

JCQHC 审查基本上实现了自主经营，其资金来源主要是顾客（即医院）和政府（卫生部）。其中，来源于顾客的资金主要包括医院审查过程中收取的评审和认证费用以及无过失补偿制度（No-fault Compensation System）收取的管理费；来自政府的资助主要用于招聘和培训评审成员、预防医疗不良事件、收集医疗事故信息以及推进评审委员会的科研项目。

除了美国和日本，发达国家中的澳大利亚和英国等均注重医疗

---

① 邓剑伟、杨艳、杨添安：《如何实施医疗服务质量第三方评价——日本 JCQHC 医院审查政策及其借鉴》，《中国行政管理》2018 年第 2 期。

服务第三方评价机构的发展。1974 年，澳大利亚成立卫生保健标准委员会（The Australian Council on Healthcare Standards，ACHS），该机构是由政府代表和资助的独立机构，负责对国内医疗机构服务质量进行评价。1989 年，英国在国王基金的基础上建立 CHKS（Caspe Healthcare Knowledge Systems）认证，为全球 20 多个国家的医疗机构提供评价和质量改进服务，是全球范围内重要的第三方评价机构之一。

### 三、第三方评价机构的比较分析

#### （一）第三方评价机构的声誉资本

在发达国家成功案例指导下，医疗机构第三方评价机构在全世界范围内发展起来，且其中大部分属于不受政府部门控制的、独立的评价机构。中国改革开放早期以公立医疗机构为主的格局决定了政府主导声誉评价的局面。近年来，中国医疗服务第三方评价机构也逐步发展起来，但与发达国家相比，从发展时间、评价能力和声誉资本来看，中国第三方评价机构仍有较大差距。2011 年，中国首次明确医院评审过程中第三方评价机构的作用，但并没有明确卫生行政主管部门与第三方医疗服务评价机构间的关系，也没有明确指出获得政府授权的第三方评价机构的名称及数量，这让现有的第三方医疗服务评价机构的评价质量和权威性大打折扣。目前中国主要的医疗服务第三方评价机构包括复旦大学医院管理研究所、艾力彼医院管理研究中心以及云南医泰医疗评价信息咨询有限公司等，但这些第三方评价机构仍处于发展的初级阶段，尚未得到全国乃至世界范围内的认可，其评价结果无法得到国外的承认，甚至缺少国内社会公众的信任，因此声誉资本仍有待提高。[①]

---

① 赵大仁等：《中美间主要医院排行方法对比分析》，《中国医疗管理科学》2015 年第 5 期。

## （二）第三方评价机构生存的市场环境

对第三方医疗服务评价机构而言，是否能够获得具有法律效力的制度保障是影响其能否在市场上长期有效运营的重要因素。政府部门对医疗服务第三方评价的强制性规定实际上为第三方医疗服务评价机构提供了生存空间。美国国会前期规定只有通过 JC 标准认证的医院才能够获得联邦政府提供的残疾人照顾计划和穷人援助计划的保险偿付，此规定提高了 JC 标准认证的公信力，促使美国医院积极参与 JC 标准认证，为评价机构提供了稳定的收入来源。日本政府规定仅有提供 JCQHC 出具的审查合格证书或 ISO 质量标准证书的医疗机构才能够继续提供医疗服务，且此类医疗机构可对其所获得的审查结果进行宣传以提高其声誉资本，此政策对于激励日本医院参与 JCQHC 审查起到重要作用。然而，中国第三方医疗服务评价机构的发展尚缺乏法律法规依据，由于缺乏相应的市场准入标准，尽管市场上存在第三方评价机构，但其评价质量和可信程度很难得到保障，患者也无法从众多信息中识别出真实有效的医疗服务质量信息。另外，中国医疗机构管理中尚没有对医疗服务第三方评价的强制性要求，如医疗机构必须接受第三方服务评价或将医疗服务第三方评价结果与其收费标准挂钩等政策，因此大部分医疗机构仍缺乏参与或接受医疗服务第三方评价的动力。中国医疗机构第三方评价机构的发展尚缺乏有效的市场支撑。

## （三）第三方评价机构信息获取渠道及质量

对医疗机构进行准确评价需要具备两个要素：真实可靠的数据和公正客观的评价主体。而中外第三方医疗服务评价机构的差异则在于信息获取渠道和信息质量不同。以美国为例，医院床位数、医疗设备等基础设施数据均来自医疗保险供应商分析与评价（Medicare

Provider Analysis and Review，MEDPAR）数据库和 JC 的年度调查数据库，信息均源于官方统计数据和接受住院医疗服务的医疗保险受益者，因此数据具有较高的可信度，可作为门诊、住院、急诊就诊以及病死率和安全事故率等多项指标的依据。而在中国，床位及仪器设备相关数据可从卫生部统计中心获得，但由于数据由医院自主上报且系统不成熟，因此，如何确保统计结果的真实性成为问题的焦点。同样地，对专科进行社会声誉评价过程中也存在信息质量差异。由于美国医生都需要在大型医院接受培训，对临床专科都比较了解，因此可直接将美国医学会医师档案中的注册医生作为调查对象，由他们评选出所在专业实力最强的五大医院。而中国目前尚未形成统一住院医师培训平台，因此不同等级医院（如乡镇医院和三甲医院）执业医师之间的基本素质存在较大差异，为提升调查效度，只能选择以中华医学会专科主任委员和全体委员、各省医学会专科主任委员等为调查对象，限制了信息获取的渠道。

### （四）第三方评价机构的独立性

就独立性而言，中外医疗服务第三方评价机构间存在较明显差异。例如，美国医疗卫生服务提供主要由地区性的医疗保健集团垄断，政府对医疗服务提供的控制力较弱，因此对医疗服务供给主体声誉进行评价主要由独立于政府部门的第三方机构完成。类似地，日本的 JCQHC 也是非营利性、完全独立的第三方评价机构，其评审委员会主要由专业医务人员、国家劳动组织成员和患者等组成，不包含任何医院协会人员，因此有效地排除了评审工作中的单位利益和行政干预。而中国第三方评价机构的独立性较弱。中国医疗机构声誉评价主体是卫生行政主管部门和医疗服务行业内部协会组织成立的评审委员会，且只有政府等级医院评审制度具备法律效力，这种情况下，完全独立的第三方评价机构一般很难在竞争中获胜。目前中国第三方医疗服务评价机构大多由政府部门委托组建或由行业学会和协会组织，并未完全独立于政府部门和医疗行业。①

　　综上分析，通过对台湾地区、互联网医疗、美国和日本等典型案例的分析，有助于理解市场自发秩序下医疗服务市场声誉机制形成的内在逻辑，为优化医疗服务供给主体声誉机制提供了启示和借鉴。首先，台湾地区开放医疗服务领域引入市场声誉机制的经验，有助于我们深入了解多元化供给对于优化医疗服务供给主体声誉机制的重要意义。其次，互联网医疗平台可有效降低患者信息搜寻成本，提高医生声誉信号传播效率，医生与患者、患者与患者间信息交流与传播降低了医患双方的信息不对称，互联网的特点使医生声誉可不断累积，互联网医疗平台有效的声誉信息供给为医院与医生建立市场声誉提供了条件，且互联网技术的发展将进一步优化市场声誉激励机制。显然，互联网医疗的市场自发秩序为声誉机制的形成提供了启示。最后，美国和日本等发达国家第三方评价机构具有独立性，且可获取较高质量信息，也为中国促进医疗服务第三方评价机构的发展提供了借鉴。

---

　　① 　中国第三方医疗服务评价机构中，香港艾力彼是独立的，但由于复旦大学医院管理研究所公布排行榜的评审专家来自中华医学会和医师协会，其中中华医师协会由国家卫生健康委员会主管，一定程度影响其独立性。

# 第七章 优化医疗服务供给主体
# 声誉机制的路径选择

与其他行业相比，中国医疗服务业改革进程相对缓慢。从完全由公立医疗机构组成的行政垄断供给体系逐步向引入民营医疗机构的市场竞争体系转变。市场竞争环境下，作为一种无形资产，声誉是判断医疗机构竞争力的重要指标。而有效的声誉评价信息供给对于激励医疗机构提供优良服务和引导患者就医选择起到了重要作用。医疗服务的不确定性和医疗服务领域较严重信息不对称产生了医患间委托代理问题。而在政府对医疗服务市场进行较严格控制下，市场声誉激励机制难以发挥正常功能。伴随中国医疗卫生体制改革不断深化，政府逐渐放松医疗服务业管制，尤其在"互联网＋医疗"发展趋势下，市场声誉机制成为激励约束医疗供给方行为的重要制度安排。为更好发挥市场自发秩序的声誉机制与政府管制机制间的协同作用，本书提出以下优化医疗服务供给主体声誉机制的路径选择。

## 第一节　放松管制优化医疗服务供给主体声誉机制

为更好发挥市场声誉机制的作用，在政策层面政府还需要进一步深化医疗服务业改革，通过放松管制优化医疗服务供给主体声誉机制。

## 一、深化公立医疗机构改革，进一步开放医疗服务市场，为建立维护声誉提供激励

产权性质决定了医疗服务机构建立和维护声誉的积极性。新一轮医改背景下，政府有必要深化公立医疗机构产权改革，打破公立医疗机构垄断地位，要进一步放松进入管制，切实消除民营医疗机构进入医疗服务市场的准入限制，鼓励民营医疗机构发展，降低境外资本投资医疗服务机构的资金比例，允许境外资金投资中小型医疗机构。另外，在政策制定和落实过程中，政府坚持中性原则，给予民营医疗机构通过政府划拨方式获得土地的优惠政策。卫生主管部门在医保支付政策、科研项目申报、税收优惠、职称评审等方面为民营医疗机构创造与公立医疗机构相同的环境。民营医疗机构进入医疗服务领域，在竞争环境下，不仅可促进医疗机构间展开声誉竞争，且提高了医疗机构声誉评价信息的传播效率，为声誉机制运作提供了良好的市场环境。

## 二、加快放松执业医生诊疗和处方选择管制

医生是医疗服务市场中重要的角色，医疗服务也是公众的基本生活需求，医生的执业行为对人们的生活质量有很大影响。目前中国执业医生在诊疗、开具处方等方面受到政策的很多限制，医生多点执业也面临政策壁垒，大多数医生进行多点执业，要得到原单位院长书面批复同意，如果在非注册地行医，甚至会出现违法风险，而在网络上诊疗和开具处方更是面临严格的限制。卫生主管部门应该积极放开执业医生的诊疗和处方选择的政策限制，拓宽医生自由执业的范畴，让医生可以流动，根据市场需求灵活决定自己的服务范围，使医疗服务市场充分竞争。医生选择多点执业可更快建立良好声誉以获

得高报酬，激励医生提供优质的医疗服务。

### 三、进一步放松价格管制，消除不合理价格对医疗机构声誉产生的负面影响

多年来的医疗服务价格管制政策产生诸如"过度医疗""以药、检查、设备养医"等问题，在一定程度上对医疗机构声誉产生负面影响。也就是说，医疗服务价格管制的目的是控制医疗费用，但结果不仅没有达到控制医疗费用的目的，而且导致医疗机构行为的扭曲。伴随中国医疗服务市场竞争环境的变迁，政府管制部门也在不断调整医疗服务价格管制政策。地方政府管制部门对基本医疗服务价格进行控制，但对特需医疗服务项目价格已逐步放松管制。随着医疗服务业改革不断深入，竞争格局逐步形成，特需医疗服务诊查等费用已由市场决定，基本医疗服务诊查等费用同样也面临市场的考验。显然，政府制定基本医疗服务诊查费很难体现医生技术劳务价值，很难反映市场供求关系。在医生人力资本价值被严重低估情况下，市场机制有效配置医疗资源的功能则难以发挥应有的作用。因此，政府应逐步放松对医疗服务费用管制，让市场决定医疗服务价格，使医生收益能体现其人力资本价值。政府放松医疗服务费用管制有助于激励医生提高服务质量，同时也提高了医生维护声誉的积极性，激发声誉机制的隐形激励作用。经济理论与实践证明，从根本上控制医疗费用最好的制度安排是市场上竞争的形成。在有效竞争环境下，医疗机构间对价格形成了制衡。因此，一旦医疗服务业形成了竞争格局，政府应进一步放松对医疗服务价格的管制，让价格及时反映医疗服务市场供求关系，有效引导医疗资源配置，同时可以还医疗服务市场声誉机制本来的面目。

### 四、放松医疗服务业的经济性管制，加强社会性管制

在放松医疗服务业进入管制和价格管制等经济性管制的同时，政府还须完善发展医疗服务业的监督制度和机制，加强医疗服务业的健康安全等社会性管制。这是因为，放松进入管制能够提高医疗服务业的供给能力，但大量民营医疗机构进入的同时也提高了健康安全管制的难度。为引导医疗服务供给主体通过保障和改善医疗服务质量而维护良好声誉，政府管制部门应加强医疗服务事中和事后的质量管制，促进医疗服务业健康有序发展。

## 第二节　提高信息供给效率优化医疗服务供给主体声誉机制

声誉信息的有效供给是声誉机制激励约束医疗服务供给主体行为的前提。因此，为提高医疗服务信息供给效率，可从以下几方面完善相应的制度。

### 一、完善医疗服务信息披露制度和声誉反馈机制

医疗服务供给主体声誉机制发挥作用的前提是医疗服务供给方与患者间的博弈能够重复进行，而这种重复博弈的关键在于患者就医体验能够传递给其他消费者。为提高市场声誉机制运行效率，政府应不断完善医疗服务信息披露制度，加强声誉反馈机制，以移动互联网为依托，建立医疗服务信息强制披露制度，对公众关注的医疗机构用药、收费标准等医疗服务信息进行定期披露曝光，并通过建立专门的医疗服务网络社区平台，让患者评价打分，表达就医体验和诉求。为让声誉机制在激励约束医生执业行为方面发挥更好的作用，需要依

靠信息的高度透明和高效传播。扩大医疗服务等信息公开的范围和内容有助于提升患者的信息优势，减轻信息不对称的程度，使声誉机制能够充分发挥功能，也使医生为了长期收益维护好自己的声誉。卫生主管部门应鼓励相关医疗机构建立定期向社会公众披露信息的机制，利用媒体、平台等主动向社会公众传播医疗服务信息，确保披露与传播信息的真实性与可靠性，依托信息技术的高速发展建立相关医疗信息平台，减少患者的信息搜寻成本，降低医疗服务的信息租金，并通过法律维护这一机制，确定各方法律责任，同时建立惩罚问责机制。

## 二、进一步改革医疗机构声誉信息评价体制

回顾中国医疗机构声誉评价模式演进历程，在政医不分的医疗服务供给体制下，医疗机构声誉评价是在政府主导下的"自上而下"体制。而政府主导医院等级评审存在评价结果的公平性和评价指标的合理性等问题。显然，政府主导医院等级评审体现了对计划经济体制的路径依赖，该制度存在的局限也是计划经济体制固有的局限。伴随政医分离改革、公立医疗机构产权制度改革以及放松进入管制改革，中国医疗服务市场竞争格局逐步形成。面对多元的医疗服务供给主体，医疗机构声誉评价制度正在由政府主导体制向引入第三方评价机构转变。为促进第三方评价机构的发展，必须进一步推动医疗机构声誉评价信息供给模式改革，需要创建合法、独立且专业性强的医疗机构声誉信息第三方评价机构，而这一过程要求政府与第三方评价机构双方的共同努力。

### （一）政府为第三方评价机构发展提供良好的制度环境

首先，根据中国医疗服务业发展特征，政府应加快制定医疗机构声誉信息第三方评价相关法律法规，为第三方评价机构的创建和发

展提供法律法规依据，以保障第三方评价机构运行与发展的合法性。其次，政府应进一步放松进入管制，鼓励具有独立评价能力的第三方评价机构进入市场，真正实现权力下放，减少对第三方评价机构的行政干预。再次，政府应推动建立医疗机构声誉信息第三方评价的社会监督机制，作为医疗机构的服务对象，公众对医疗服务质量最具有发言权，因此应提高第三方评价过程的公开性、透明性，实现医疗机构声誉信息第三方评价监督主体的多元化，进而提高公众对于第三方评价结果的信任程度。最后，政府应建立和完善统一的医疗机构服务质量评价数据库，拓展医疗机构声誉评价数据获取渠道并提高数据质量，以提高评价结果的科学性。

## （二）第三方评价机构应完善医疗服务评价体系

首先，医疗机构声誉信息第三方评价机构应广泛吸纳优秀专业人才，并加强对人才的专业能力培训，提高机构整体的专业评价能力。其次，第三方评价机构应积极设计和制定科学、客观、全面、公正的医疗机构评价体系，基于患者满意度对医疗机构的服务环节与流程进行评价，使评价结果更好地为患者提供信息参考。再次，第三方评价机构应提高医疗服务评价标准的灵活性，依据各年整体医疗质量水平的改善进行相应调整，同时提高评价的随机性和持续性，进而实现第三方评价的场域真实性与时域随机性。诚然，只有第三方评价机构提供的医疗机构声誉评价信息逐步得到市场认可，第三方评价机构才能在市场中获得良好"声誉"，而此"声誉"乃第三方评价机构的生存之本。[①]

---

　　[①]　周小梅、张莹：《我国医疗机构声誉评价信息供给模式与改革取向》，《治理研究》2020 年第 2 期。

### 三、建立和完善医生声誉的评价和监督机制

将医生行业协会、医疗保险公司和媒体舆论等引入建立医生声誉评价机制，组织相关专家综合多方面因素对医生声誉进行评级，明确医生的个体声誉产权。使医生声誉在医疗服务市场中形成而非仅由政府进行评定，建立市场化的医生声誉机制。卫生主管部门可顺应市场，转变职能，利用发达的网络技术和媒体手段推动信息传播，对医生声誉机制进行监督，协助建立医生声誉市场评价和监督机制，通过制定法律法规保障该机制的运行，使声誉机制的运行更为有效，降低机制的运行成本。在互联网医疗中，政府加强监督平台对医生的资格审查，协助医疗平台构建医生声誉指标，通过出台相关法律法规来打击恶意评价与刷好评等行为，降低信息噪声，维护高效的市场声誉信息传播。

### 四、完善法律法规，引导互联网医疗平台利用信息技术确保声誉机制有效运行

"互联网＋医疗"发展是大势所趋，而目前中国这方面的立法还有待完善。政府应加快互联网医疗相关领域的立法，对线上诊疗、远程诊疗、电子处方等多项内容作出明确具体的实施要求，制定统一规范的行业标准，积极探索"互联网＋医疗"下的新型医疗服务模式。另外，互联网医疗环境下如何做好医疗信息网络安全防护，保护患者个人隐私是对现代医疗技术和网络信息技术的考验，也是对政府提升其管制能力的要求。因此，政府应尽快完善互联网医疗信息安全法律法规制度，在保护患者利益的同时，也促进互联网医疗平台更好地维护自身的声誉。

# 参 考 文 献

[1] 包国宪等：《第三方政府绩效评价的实践探索与理论研究：甘肃模式的解析》，《行政论坛》2010年第4期。

[2] 程燕林：《如何保证第三方评估的独立性》，《中国科技论坛》2017年第7期。

[3] 蔡仁华、李卫平：《医疗机构产权制度改革探讨》，《中国医院管理》2000年第1期。

[4] 蔡洪滨、张琥、严旭阳：《中国企业信誉缺失的理论分析》，《经济研究》2006年第9期。

[5] 陈文贵、邬力祥：《新医改背景下公立医院产权多元化改制机理研究》，《求索》2017年第3期。

[6] 陈卉：《有效激励约束：构建政府与公立医院合约的关键》，《中国社会科学报》2017年10月25日第7版。

[7] 程燕林：《如何保证第三方评估的独立性》，《中国科技论坛》2017年第7期。

[8] 杜创、朱恒鹏：《中国城市医疗卫生体制的演变逻辑》，《中国社会科学》2016年第8期。

[9] 丁姿：《我国医疗服务供给方式的变迁与改革路径》，《宏观经济管理》2016年第3期。

[10] 丁胜等：《"互联网+"与医疗深度融合在改善医疗服务中的实践》，《中国医院管理》2019年第3期。

[11] 邓亚当：《我国政府绩效"第三方"评估存在的问题与对策分析》，《珠海市行政学院学报》2016年第4期。

[12] 邓国胜、纪颖：《从治理模式看公立医院改革——以无锡市为例》，《国家行政学院学报》2007年第2期。

[13] 邓剑伟、杨艳、杨添安：《如何实施医疗服务质量第三方评价——日本JCQHC医院审查政策及其借鉴》，《中国行政管理》2018年第2期。

[14] 道格拉斯·C.诺斯：《制度、制度变迁与经济绩效》，上海三联出版社2008年版。

[15] 费太安：《我国医疗服务提供中政府与市场关系：理论与实践走向》，《财政研究》2013年第7期。

[16] 范超、沈丹平：《信息不对称对医患关系的影响及对策研究》，《中国市场》2015年第35期。

[17] 冯邦彦、李建国：《信息不对称条件下医疗改革价格问题研究》，《经济体制改革》2007年第1期。

[18] 方福祥：《医疗服务价格改革机制和路径探析》，《卫生经济研究》2018年第7期。

[19] 干春晖、周习、郑若谷：《不完美信息、供给者诱导需求与医疗服务质量》，《财经研究》2007年第8期。

[20] 顾昕：《推进公立医院治理创新 清除民营医院发展的体制性障碍》，《行政管理改革》2017年第4期。

[21] 郭薇、薛澜：《互联网医疗的现实定位与未来发展》，《探索》2016年第6期。

[22] 郭静清、牟岚、金新政：《医院分级管理制度研究》，《卫生软科学》2013 年第 8 期。

[23] 高和荣、季晓静：《台湾民营医疗机构的发展经验及其借鉴》，《台湾研究集刊》2016 年第 2 期。

[24] 高山、石建伟：《公立医院"自下而上"的声誉评价实证研究——以南京市为例》，《经济经纬》2011 年第 2 期。

[25] 龚秀全：《医疗服务生产中的保障机制：基于政府与市场分工》，《改革》2010 年第 6 期。

[26] 何雪松、罗力：《互联网医疗的应用现状和发展趋势》，《中国卫生政策研究》2018 年第 9 期。

[27] 贺冬秀等：《我国医疗服务质量第三方评价现状与实施对策研究》，《现代医院》2018 年第 2 期。

[28] 胡晓雨：《不完全契约下的声誉激励机制》，《知识经济》2009 年第 4 期。

[29] 黄少安：《产权理论比较与中国产权制度变革》，经济科学出版社 2012 年版。

[30] 黄新初、朱仁友：《声誉竞争与声誉管理：企业面临的新挑战》，《中国改革》1998 年第 5 期。

[31] 黄树则、林士笑：《当代中国的卫生事业（上）》，中国社会科学出版社 1986 年版。

[32] 霍玉芬：《民营企业平等参与国有资产产权交易的正当性证成》，《中国政法大学学报》2019 年第 4 期。

[33] 侯胜超、秦方、张士靖：《美国几种医院评价方法介绍及启示》，《中华医院管理杂志》2012 年第 7 期。

[34] 江龙：《国有产权监督论——基于政府经济效率的分析》，广

东教育出版社 2016 年版。

［35］蒋建华:《竞争对医疗费用和医疗质量的影响——基于广东省数据的实证研究》,《经济与管理研究》2015 年第 3 期。

［36］科斯、哈特、斯蒂格利茨等:《契约经济学》,李风圣主译,经济科学出版社 1999 年版。

［37］孔维琛:《互联网:重构医疗生态》,《中国经济信息》2015 年第 15 期。

［38］陆明远:《政府绩效评估中的第三方参与问题研究》,《生产力研究》2008 年第 15 期。

［39］李莉:《我国公立医院绩效评价存在的问题及其原因》,《企业家天地（理论版)》2011 年第 8 期。

［40］李维安、吴德胜、徐皓:《网上交易的声誉机制——来自淘宝网的数据》,《南开管理评论》2007 年第 5 期。

［41］李文中:《医疗服务市场的道德风险和声誉机制研究》,《中国卫生经济》2008 年第 10 期。

［42］李文中:《医疗服务市场的逆向选择与信号传递》,《经济问题探索》2008 年第 3 期。

［43］李永强、朱宏:《医疗卫生服务和药品价格的政府管制研究》,《卫生经济研究》2014 年第 8 期。

［44］李鹏飞、汪德华、郑江淮:《医疗服务价格管制与"以药养医"》,《南方经济》2006 年第 8 期。

［45］李习平:《基于产权异化公立医院经营的微观研究》,《卫生经济研究》2014 年第 2 期。

［46］李立红等:《公立医院分流改革过程中国有资产流失问题研究》,《医学与哲学》2014 年第 12 期。

［47］李军林：《声誉、控制权与博弈均衡——一个关于国有企业经营绩效的博弈分析》，《上海财经大学学报》2002 年第 4 期。

［48］吕国营、潘常刚：《逆向选择与城乡医疗资源整合》，《长江论坛》2009 年第 6 期。

［49］吕国营：《个人声誉、集体声誉与医生道德风险》，《理论月刊》2004 年第 3 期。

［50］卢洪友、连玉君、卢盛峰：《中国医疗服务市场中的信息不对称程度测算》，《经济研究》2011 年第 4 期。

［51］刘永军、焦红梅：《声誉机制对医生执业行为的影响研究》，《中国市场》2014 年第 13 期。

［52］刘宸、周向红：《互联网医疗信息溢出与中国居民就诊选择——基于 CHNS 混合截面数据的实证研究》，《公共管理学报》2017 年第 4 期。

［53］刘颖、杨健：《基本医疗卫生服务领域政府监管责任若干问题研究》，《岭南学刊》2016 年第 3 期。

［54］刘颖、曹琦：《健康中国战略背景下公立医院管理系统创新》，《中国人民大学学报》2019 年第 3 期。

［55］刘妍：《分析公立医院医疗服务价格改革对医院综合效益的影响》，《财经界》2019 年第 1 期。

［56］刘小鲁、易丹：《价格管制、过度治疗与营利医院的市场进入绩效》，《经济评论》2014 年第 5 期。

［57］兰烯、刘国恩、李林：《医疗机构产权性质对医疗服务质量的影响——基于全国试点城市微观数据的实证分析》，《中国经济问题》2014 年第 2 期。

［58］马亮：《第三方评估提升政府绩效的理论框架与研究展望》，

《江苏师范大学学报（哲学社会科学版）》2018 年第 2 期。

[59] 马本江：《基于委托代理理论的医患交易契约设计》，《经济研究》2007 年第 12 期。

[60] 马亮：《第三方评估提升政府绩效的理论框架与研究展望》，《江苏师范大学学报（哲学社会科学版)》，2018 年第 2 期。

[61] 米尔格罗姆、罗伯茨：《经济学、组织与管理》，费方域主译，经济科学出版社 2004 年版。

[62] 聂辉华：《制度均衡：一个博弈论的视角》，《管理世界》2008 年第 8 期。

[63] 宁晶、顾昕：《供给侧制度竞争能否抑制医疗费用上涨?》，《财经问题研究》2018 年第 6 期。

[64] 潘常刚、吕国营：《政府干预对市场声誉机制的挤出效应——中国医疗保障制度改革的逻辑》，《江西财经大学学报》2009 年第 4 期。

[65] 潘常刚：《医院声誉与患者就医行为》，《卫生经济研究》2006 年第 8 期。

[66] 蒲皆秀：《台湾地区医疗卫生管理考察体会》，《海南医学》2013 年第 5 期。

[67] 齐浩：《互联网信息传播及规范治理》，《新闻爱好者》2011 年第 7 期。

[68] 孙洛平：《医疗服务市场的竞争性分析》，《中山大学学报（社会科学版）》2008 年第 2 期。

[69] 孙国根：《国内最佳医院排行榜的启示：临床能力是根本——访复旦大学医院管理研究所所长高解春教授》，《医院院长论坛》2011 年第 3 期。

[70] 司有和：《信息传播学》，重庆大学出版社 2007 年版。

[71] 唐任伍、雷晓宁:《寻租、逆向选择与国有企业改革》,《北京师范大学学报(社会科学版)》2003 年第 1 期。

[72] 唐要家、王广凤:《"过度医疗"的制度根源与医生声誉激励机制》,《中南财经政法大学学报》2008 年第 4 期。

[73] 谭华伟等:《民营医院与公立医院结构性竞争的理论内涵及框架构建》,《卫生经济研究》2018 年第 2 期。

[74] 泰勒尔:《产业组织理论》,张维迎总译校,中国人民大学出版社 1997 年版。

[75] 维克托·R. 福克斯:《谁将生存?健康、经济学和社会选择》,上海人民出版社 2000 年版。

[76] 吴元元:《信息基础、声誉机制与执法优化——食品安全治理的新视野》,《中国社会科学》2012 年第 6 期。

[77] 王俊豪、周小梅:《医疗机构绩效改善的制度安排》,《经济学家》2009 年第 1 期。

[78] 王小宁、李琪:《声誉与保障机制对网上交易的影响研究》,《当代经济科学》2009 年第 6 期。

[79] 王箐、魏建:《我国医院市场的竞争效果——基于省级数据的实证研究》,《经济科学》2012 年第 2 期。

[80] 王箐、魏建:《医院市场竞争效果的国际经验及对我国的启示》,《中国卫生政策研究》2012 年第 2 期。

[81] 王丙毅、刘法力:《医疗市场的政府管制改革与制度变迁及其启示》,《经济体制改革》2009 年第 3 期。

[82] 王安其、郑雪倩:《我国互联网医疗运行现状——基于 3 家医院的调查分析》,《中国卫生政策研究》2016 年第 1 期。

[83] 文裕慧、仲西瑶:《医院评审评价制度的理论分析与对策研

究》，《中国物价》2016 年第 10 期。

[84] 吴丽华：《台湾医院管理见闻与启示》，《江苏卫生事业管理》2017 年第 1 期。

[85] 熊季霞、苏晓燕：《基于委托代理理论提升公立医院综合绩效的法人治理改革设计》，《中国卫生事业管理》2016 年第 2 期。

[86] 谢子远、鞠芳辉、郑长娟：《"第三方购买"：医疗服务市场化改革的路径选择及其经济学分析》，《中国工业经济》2005 年第 11 期。

[87] 肖俊辉等：《珠三角地区公立医院与民营医院患者满意度调查对比分析》，《中国卫生事业管理》2013 年第 12 期。

[88] 薛大东：《建立医疗服务市场声誉机制与转变政府职能》，《理论导刊》2015 年第 4 期。

[89] 薛大东、皮星、张培林：《医疗服务供方声誉机制的形成障碍及政策建议》，《卫生经济研究》2016 年第 6 期。

[90] 徐双敏：《政府绩效管理中的"第三方评估"模式及其完善》，《中国行政管理》2011 年第 1 期。

[91] 徐双敏、陈尉：《"第三方"评估政府绩效的制度环境分析》，《学习与实践》2013 年第 9 期。

[92] 姚宇：《控费机制与我国公立医院的运行逻辑》，《中国社会科学》2014 年第 12 期。

[93] 岳经纶、王春晓：《堵还是疏：公立医院逐利机制之破除——基于广东省县级公立医院实施药品零差率效果分析》，《武汉大学学报（哲学社会科学版）》2016 年第 2 期。

[94] 应虹：《台湾医院医疗管理经验的借鉴与思考》，《现代经济信息》2019 年第 6 期。

[95] 杨居正、张维迎、周黎安：《信誉与管制的互补与替代——基

于网上交易数据的实证研究》,《管理世界》2008 年第 7 期。

[96] 杨寅、罗文廷:《城市社区公共服务的完善与改革:以上海市普陀区长寿路街道为例证》,《浙江学刊》2008 年第 5 期。

[97] 杨以文、郑江淮:《医疗服务供给、价格水平与社会福利增进》,《经济与管理研究》2011 年第 11 期。

[98] 于微微、徐斌:《医疗保险中医生道德风险控制研究——基于 KMRW 声誉模型》,《医药卫生管理》2017 年第 19 期。

[99] 张维迎:《产权、政府与信誉》,生活·读书·新知三联书店 2001 年版。

[100] 张维迎:《法律制度的信誉基础》,《经济研究》2002 年第 1 期。

[101] 张维迎:《市场秩序的信誉基础》,《学习月刊》2003 年第 2 期。

[102] 张维迎:《产权·激励与公司治理》,经济科学出版社 2005 年版。

[103] 张维迎:《博弈论与信息经济学》,上海人民出版社 2012 年版。

[104] 张耀辉:《产业组织与规制》,经济科学出版社 2006 年版。

[105] 张佳琳、马进、江芹:《上海市公立三甲医院与私立医院服务满意度比较分析》,《中国医院管理》2004 年第 8 期。

[106] 张浩辰:《互联网与中国医疗模式变革研究》,《中国物价》2016 年第 4 期。

[107] 张开宁等:《医院服务满意度评价的文献研究》,《中国医院》2017 年第 9 期。

[108] 张琪、王秀峰:《信息不对称条件下医生职业行为的激励与

约束——基于北京市医生与患者的调查数据》，《北京劳动保障职业学院学报》2009 年第 3 期。

[109] 郑志刚：《论企业的经济角色》，《经济评论》2003 年第 2 期。

[110] 曾小春、王曼：《电子商务的信任机制研究——针对不同模式的比较分析》，《山西财经大学学报》2007 年第 2 期。

[111] 朱恒鹏：《医疗体制弊端与药品定价扭曲》，《中国社会科学》2007 年第 4 期。

[112] 朱恒鹏：《还医生以体面：医疗服务走向市场定价》，《财贸经济》2010 年第 3 期。

[113] 朱恒鹏：《管制的内生性及其后果：以医药价格管制为例》，《世界经济》2011 年第 7 期。

[114] 朱光婷：《数据环境下网络消费者行为研究》，《统计与决策》2014 年第 23 期。

[115] 章向东：《大数据时代我国信用评级业重构研究》，《湖南师范大学学报（社会科学）》2014 年第 6 期。

[116] 赵大仁等：《中美间主要医院排行方法对比分析》，《中国医疗管理科学》2015 年第 5 期。

[117] 赵大仁等：《我国"互联网＋医疗"的实施现状与思考》，《卫生经济研究》2016 年第 7 期。

[118] 钟笛、杨毅、高山：《论构建公立医院第三方声誉评价体系的必要性》，《现代医院》2014 年第 7 期。

[119] 周燕：《政府监管与市场监管孰优孰劣》，《学术研究》2016 年第 3 期。

[120] 周小梅：《提升医疗服务业绩效的制度经济学分析》，中国社会科学出版社 2009 年版。

[121] 周小梅:《基于交易成本视角分析医疗服务供给的市场与政府边界》,《中国经济问题》2010 年第 2 期。

[122] 周小梅、刘建玲:《我国医疗服务业改革进展、问题与展望》,《价格理论与实践》2018 年第 5 期。

[123] 周小梅、杨洋歆晨:《食品质量安全信息供给——政府 vs 第三方认证机构》,《价格理论与实践》2018 年第 9 期。

[124] 周小梅、张莹:《我国医疗机构声誉评价信息供给模式与改革取向》,《治理研究》2020 年第 2 期。

[125] 周小梅、田小丽:《我国医疗服务供给主体声誉激励机制研究——互联网医疗平台市场自发秩序的启示》,《中国物价》2021 年第 1 期。

[126] 周小梅、田小丽:《医疗服务供给主体声誉机制研究进展与评述》,《湖北经济学院学报（人文社会科学版)》2021 年第 2 期。

[127] 周小梅、田小丽:《医改背景下我国医疗机构声誉机制及其优化》,《经济研究参考》2021 年第 9 期。

[128] 周小梅、刘建玲:《医改背景下医疗服务价格管制效果研究》,《经济与管理》2021 年第 6 期。

[129] 邹涛、田侃:《台湾地区民营医疗机构法律地位浅析》,《医学与社会》2009 年第 12 期。

[130] 庄一强等:《医院竞争力综合排名方法的研究》,《中国医疗管理科学》2016 年第 3 期。

[131] Arrow, K. J. Uncertainty and the Welfare Economics of Medical Care. *The American Economic Review*, 1963, 53 (5): 941 –973.

[132] A. Atakan, M. Ekmekci. Reputation in Long-run Relationships. *Review of Economic Studies*, 2012, 79 (2): 451 –480.

[133] Alexander, S. Preker, April Harding. The Economics of Public

and Private Roles in Health Care: Insights from Institutional Economics and Organizational Theory. *World Bank*, 2001.

[134] A. J. Auerbach, M. Feldstein, *Handbook of Public Economics*, Elsevier Science B. V. , 2002, Vol. 4.

[135] Bates, D. W. , Gawande, A. A. The Impact of the Internet on Quality Measurement. *Health Affairs*, 2000, 19 (6): 104 – 114.

[136] Berger, L. A. Word-of-mouth Reputations in Auto Insurance Markets. *Journal of Economic Behavior & Organization*, 1988, 10 (2): 225 – 234.

[137] Bjorvatn, A. Private or Public Hospital Ownership: Does it Really Matter? . *Social Science & Medicine*, 2018, 196 (1): 166 – 174.

[138] Blumenthal, D. , Meyer, G. S. Academic Health Centers in a Changing Environment. *Health Affairs*, 1996, 15 (2): 200 – 215.

[139] Bruce Merlin Fried et al. E-health: Technologic Revolution Meets Regulatory Constraint. *Health Affairs*, 2000, 19 (6): 124 – 131.

[140] Budetti, P. P. et al. Physician and Health System Integration. *Health Affairs*, 2002, 21 (1): 203 – 210.

[141] Coase, Ronald. The Nature of the Firm, *Economica*, 1937, 4 (16): 386 – 405.

[142] Coase, Ronald. The Problem of Social Costs. *Journal of Law and Economics*, 1960, 3 (10): 1 – 44.

[143] Clay, K. Trade Without Law: Private-order Institutions in Mexican California. *Journal of Law, Economics, and Organizations*, 1997, 13 (1): 202 – 231.

[144] Davies, G. et al. A Corporate Character Scale to Assess Employ-

ee and Customer Views of Organization Reputation. *Corporate Reputation Review*, 2004, 7 (2): 125 – 146.

[145] Dellarocas, C. The Digitization of Word of Mouth: Promise and Challenges of Online Feedback Mechanisms. *Management Science*, 2003, 49 (10): 1407 – 1424.

[146] Ettner, S. L. The Setting of Psychiatric Care for Medicare Recipients in General Hospitals with Specialty Units. *Psychiatric Services*, 2001, 52 (2): 237 – 239.

[147] Fama, E. F. Agency Problems and The Theory of the Firm. *Journal of Political Economy*, 1980, 88 (2): 288 – 307.

[148] Fombrun, Charles J. , M. Shanley. What's in a Name? Reputation Building and Corporate Strategy. *Academy of Management Journal*, 1990, 33 (2): 233 – 258.

[149] Fombrun, Charles J. *Reputation: Realizing Value from the Corporate Image*. Boston: Harvard Business School Press, 1996.

[150] Gaynor M. , Hass-Wilson D. Change, Consolidation and Competition in Health Care Markets. *The Journal of Economic Perspectives*, 1999, 13 (1): 141 – 164.

[151] George A. Akerlof. The Market for "Lemon": Quality Uncertainty and the Market Mechanism. *Quarterly Journal of Economics*, 1970, 84 (3): 488 – 500.

[152] Gordon G. et al. *The Information Value of Online Physician Ratings*, Working Paper, Smith School of Business, University of Maryland, 2011.

[153] Gutacker N. , et al. Choice of Hospital: Which Type of Quality Matters? . *Journal of Health Economics*, 2016, 50 (12): 230 – 246.

［154］ Hartz et al. How Physicians Use the Stress Test for the Management of Angina. *Medical Decision Making*, 1989, 9 （3）: 157 – 161.

［155］ Holmstrom, B. Managerial Incentive Problem-A Dynamic Perspective. *Review of Economic Studies*, 1999, 66 （1）: 169 – 182.

［156］ Joel M. Podolny. A Status-Based Model of Market Competition. *American Journal of Sociology*, 1993, 98 （4）: 829 – 872.

［157］ Josang A. Online Reputation Systems for the Health Sector. *Electronic Journal of Health Informatics*, 2008, 3 （1）: 1 – 10.

［158］ Justin Waring et al. Modernizing Medical Regulation: Where Are We Now? . *Journal of Health Organization and Management*, 2010, 24 （6）: 540 – 55.

［159］ Kumaranayake L. The Role of Regulate: Influencing Private Sector Activity Within Health Sector Reform. *Journal of International Development*, 1997, 9 （4） : 641 – 649.

［160］ Kreps, D. , Wilson, R. Reputation and Imperfect Information. *Economic Theory*, 1982, 27 （2）: 253 – 279.

［161］ Kreps, D. et al. Rational Cooperation in the finitely Repeated Prisoners' Dilemma. *Economic Theory*, 1982, 27 （2） : 245 – 252.

［162］ Luxford, K. Safran, D. G. , Delbanco T. Promoting Patient-centered Care: a Qualitative Study of Facilitators and Barriers in Healthcare Organizations with a Reputation for Improving the Patient Experience. *International Journal for Quality in Health Care*, 2011, 23 （5）: 510 – 515.

［163］ Macaulays. Non-Contractual Relations in Business: A Preliminary Study. *American Sociological Review*, 1963, 28 （1）: 55 – 67.

［164］ Mark, R. Chassin et al. Variations in the Use of Medical and

Surgical Services by the Medicare Population. *New England Journal of Medicine*, 1986, 314 (1): 285 – 290.

[165] Nelson, Phillip. Information and Consumer Behaviour. *Journal of Political Economy*, 1970, 78 (2): 311 – 329.

[166] Nguyen, N. , Leblanc, G. Corporate Image and Corporate Reputation in Customers' Retention Decisions in Services. *Journal of Retailing and Consumer Services*, 2001, 8 (4): 227 – 236.

[167] North, D. C. *Institutions, Institutional Change, and Economic Performance* . Cambridge: Cambridge University Press, 1990.

[168] P. R. Milgrom, D. C. North, B. R. Weingast. The Role of Institutions in the Revival of Trade: The Law Merchant, Private Judges, and the Champagne Fairs. *Economics and Politics*, 1990, 2 (1): 1 – 23.

[169] Pyle, W. Reputation Flows: Contractual Disputes and the Channels for Inter-firm Communication. *Social Science Electronic Publishing*, 2003, 21 (2): 547 – 575.

[170] Robin Allen, Paul Gertler. Regulation and the Provision of Quality to Heterogenous Consumers: The Case of Prospective Pricing of Medical Services. *Journal of Regulatory Economics*, 1991, 3 (4): 361 – 375.

[171] Ross, S. A. The Economic Theory of Agency: the Principal's Problem. *The American Economic Review*, 1973, 63 (2) : 134 – 139.

[172] Rundall, T. G. , W. K. Lambert. The Private Management of Public Hospitals. *Health Services Research*, 1984, 19 (4): 519 – 544.

[173] Shabbir, Asma, et al. Measuring Patients' Healthcare Service Quality Perceptions, Satisfaction, and Loyalty in Public and Private Sector Hospitals in Pakistan. *The International Journal of Quality & Reliability Man-*

*agement*, 2016, 33 (5): 538 – 557.

[174] Shenkar, O. , Yuchtman-Yaar, E. Reputation, Image, Prestige, and Goodwill: An Interdisciplinary Approach to Organizational Standing. *Human Relations*, 1997, 50 (11): 1361 – 1381.

[175] Sloan, F. A. et al. Hospital Ownership and Cost and Quality of Care: Is There a Dime's Worth of Difference? . *Journal of Health Economics*, 2001, 20 (1): 1 – 21.

[176] Stephen, J. Newell, Ronald E. Goldsmith. The Development of a Scale to Measure Perceived Corporate Credibility. *Journal of Business Research*, 2001, 52 (3): 235 – 247.

[177] Tadelis, S. What's in a Name? Reputation as a Tradeable Asset. *American Economic Review*, 1999, 89 (3): 548 – 563.

[178] Tadelis, S. The Market for Reputations as an Incentive Mechanism. *Journal of Political Economy*, 2002, 110 (4), 854 – 882.

[179] Taner, T. , Antony, J. Comparing Public and Private Hospital Care Service Quality in Turkey. *Leadership in Health Services*, 2006, 19 (2): 1 – 10.

[180] Williamson, O. Transaction Cost Economics: The Governance of contractual Relations. *Journal of Law and Economics*, 1979, 22 (2): 233 – 267.

[181] Williamson, O. The Economics of Organization: The Transaction Cost Approach. *American Journal of Sociology*, 1981, 87 (3): 548 – 577.